打造
健康的老後

少吃藥、少坐臥、少加工，
65歲後一定要知道的
飲食生活觀念

哥倫比亞大學
營養教育博士
白小良——著

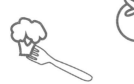

推薦序
多一點時間，
吃喜歡的食物、過想要的生活

朱為民　臺中榮總家庭醫學科主任

　　你有想過，當你80多歲，老了，白髮蒼蒼、齒牙動搖、吞嚥困難、行動不便的時候，面對自己曾經喜歡吃的滿桌美食，會有什麼想法和行動？

　　場景一：你坐在輪椅上，鼻子插著鼻胃管，看護幫你從管子中灌食著牛奶。你看著滿桌的美食，但卻食不下嚥，只能流口水。

　　場景二：你坐在家中沙發上，家人幫你從桌上一盤一盤地將美食端了過來。因為有營養師、語言治療師、牙科醫師協助你處理營養、吞嚥功能、口腔的狀況，同時你自己也具備了好的飲食和生活觀念，身體一步一步地恢復。雖然無法像以前一樣大快朵頤，但是小口小口地吃、吞，仍然感到非常的滿足。

　　如果是你，會選哪一個呢？

　　我在2022~2023至日本國立長壽醫療研究中心進修老年醫學，期間也到日本各地的在宅診所訪問學習。我驚訝地發現，跟臺灣老年人相較，日本老人很少使用鼻胃管的！取而代之的是，他們很早就有健康飲食、預防保健、口腔健康的概念，重視老年人的身體功能、骨質疏鬆和

多重用藥問題，更提倡老年人應該擁有好的社交和心理環境。因此，日本老年人普遍擁有較好的營養狀態，也很少使用鼻胃管。

不僅如此，當老化帶來的失能產生時，日本在宅醫療團隊會派出多專業的團隊，共同提升患者的健康。例如營養師協助評估病人營養狀態，調整飲食質地。語言治療師協助改善高齡長者口腔衰弱，與做吞嚥復健。口腔衛生士幫忙做口腔衛生清潔、口腔復健以及轉介牙科醫師治療。跨專業的介入，讓一個營養有問題的衰弱長者，不會這麼早就進入鼻胃管階段，而是可以擁有多一點的時間，吃自己喜歡的食物，過自己想要的生活。

臺灣目前正在積極推動在宅醫療環境與多專業在宅團隊整合發展，但是，我們自己也需要有好的飲食觀念與好的健康行為。在臺灣即將於2025年邁入超高齡社會（65歲以上人口超過20%）的現在，小良老師的這本書來得正是時候。無論你是高齡長者、子女、家人、照顧者，我相信你一定可以從這本書中找到很多，快樂健康老化的祕訣。

誠摯推薦這本好書。

推薦序
有營養，才有健康

林靜芸 聯合整形外科診所院長

　　我是整形外科醫師，西元1978年起在馬偕醫院任職12年。我的兒子及女兒分別在1978年及1979年出生。我雖然人在醫院上班，總覺得耳朵隨時聽得見嬰兒的哭聲。那個時代的馬偕醫院是全臺灣出名的唇顎裂及燒燙傷收治醫院。所謂唇裂是先天嘴唇裂開無法閉合。唇裂幼兒3個月大時會進行第一次手術修補，9個月大時做第二次整形。小小人兒手術及麻醉當然有風險，對醫師而言最大的挫折卻是好不容易縫合的傷口，術後不肯黏連，在娃娃哭時完全裂開。

　　當時院方規定家屬不能陪伴病童，將小嬰兒託付給醫院的父母親，只能在唇裂手術縫合之後來探視。那些來探望的父母們，雖然滿懷對孩子的愧疚與不捨，但只要手術順利，他們的臉上就會充滿了希望；如果傷口不幸裂開了，手術失敗，孩子的前途無望，父母彷彿又被宣判了一次，滿心的無助與彷徨。

　　那時的我喜歡上班，卻自覺愧對兒女，有空就去嬰兒病房幫忙。剛開始以為傷口裂開是因為常哭，所以想盡辦法讓小孩少哭。觀察一段時期發現，活動力低、少哭的孩子傷口也可能不癒合。嬰兒室待久了，我的結論是肯喝奶、大便正常的嬰兒癒合最好。

　　我應該是在那段時候認識本書作者白小良老師，她當時是馬偕醫院營養部的營養師，非常熱情。我拜託她查詢餵食的相關資料，她給的回答經常多過我問的範圍。當年的兔唇在增進病人營養之後，併發率降

低。其他燒燙傷、口腔癌、意外創傷的病人也在注意營養的大前提下加速復原。我後來主編馬偕醫院的脣顎裂手冊，也邀請白老師來撰寫營養部分。

離開馬偕醫院之後，我涉獵較多的美容手術，對於營養的重要尤其印象深刻。營養好的人才有可能健康美麗，營養不好的人，再多的醫美也無法彌補，而近年尋求醫美的老人、慢性疾病的人增加，術前以及術後補充營養對於傷口癒合尤其重要。

也因此在分別將近40年後與白老師重逢，聽到她已出版8本書，我一點都不意外。營養學對於「自認懂吃」的華人特別重要，何況白老師是此中最熱心助人、好學不倦、與人為善、樂於教學的專業人士。

本書分為四章，第一章介紹「老化」的課題，所謂嬰兒潮1946~1964年出生的世代，面對年老的挑戰，必須控制慢性病，不斷學習延緩衰老，積極面對老化。

第二章講年長者如何活得更健康，其中一個重要的課題就是營養，營養不良可能導致免疫系統減弱、增加感染風險、傷口癒合不良、肌少症、骨質疏鬆、提高住院率、增加死亡風險、心理和情緒失調。

第三章介紹年長者常見疾病認識與保養，詳細解釋各類疾病，包括心血管疾病、糖尿病、癌症、骨質疏鬆、免疫、口腔、視力、便祕等等的營養相關問題。

第四章特別介紹年長者心理及認知相關問題。近年來的研究，「吃」與心理、認知息息相關。作者鼓勵依生理的需求而吃、充足進食時間、勿過度飢餓、吃真正的食物、進食時一心一用、創造與親友共享食物的機會。

本書除了豐富的營養學以外，還介紹許多抗老化的科學，我個人讀了之後，增加許多相關知識，希望有更多的讀者也能閱讀這本好書，在抗老的路上得到助力。

推薦序
健康老化就從日常生活的養生之道做起

楊宜青　成大老人醫院籌設營運處　高齡教育組組長

　　小良老師旅居美國，研究教學之餘，仍熱切地將她的營養專業學養，及數10年之親身體驗與心得，化成通俗易懂的白話文。深入淺出地將年長者經常關心的議題，以及似是而非的錯誤認知，一一點出。特別是由歷經一甲子，屬嬰兒潮世代的小良老師，信手拈來的生活點滴，包括個人面對步入第三人生階段，如何超越來自無止盡的「期待」或「等待」的挫折感，以及專業的營養生活學。從字裡行間，可以感受到作者殷殷的期待。

　　隨著年紀增加，各種慢性病發生的機會也越高，65歲以上長者近9成至少有1種慢性病，而5成以上長者至少有3項以上慢性病。逐漸增加的疾病困擾、內在身體健康力的衰退，都會讓長者外在功能逐漸下降，生活品質也就受到影響。專業醫療適時介入固然不可或缺，但面對各種臨床狀況，最根本的通則就是從日常生活的養生之道做起。

　　看似老生常談，但是作者從很基礎的衰老生理變化、老化的加速因素、如何減緩老化談起。民以食為天，該吃什麼？如何採買？如何備餐？如何好吃？如何自己吃？如何一起快樂吃？如何吃在「刀口上」？如何面對生命？怎麼正念過活？如何維持動態生活？……透過這些非常

務實的飲食生活梳理及提醒建議，長輩們讀起來肯定心有戚戚焉，受惠良多。

　　很喜歡小良老師的這句話：讓我們一起好好愛自己，願意花時間在準備三餐和運動，以延緩衰老，更有尊嚴的享受往後真正屬於自己的人生！

Part 1
📑 步入花甲之年的自我認知

Part 2
📑 年長者如何更健康？

Part 3
█ 年長者常見疾病認識與保健

Part 4
█ 年長者心理及認知健康

自序
有尊嚴的享受人生第四階段

　　2018年寫完第8本書之後，以為寫作這件事就此畫下句點。然而，2020年的全球性新型冠狀病毒（COVID-19）改變了許多人的生活和思考方式，其中也帶來不少正面的修正。在2020年3月中旬，疫情迅速擴散，美國各地校園立即採取緊急措施，迫使傳統的教學方式在短短5天內轉換為網路遠距離教學。最初的兩個月是一場混亂，至今高等教育體系仍不斷提供教學人員各種遠距離教學訓練課程。面對教學方式的轉變，我由害怕挫折轉為自信，自己深感欣慰，因為疫情的需要，我跟上了網路世代的腳步，沒有被汰換掉。多年來慶幸自己生長在一個變化多端的世代，雖沒經過戰爭洗禮，但歷經了戰後的儉樸生活，如今也來到了5G和AI時代。學習新事物，對於任何一個世代來說，都是建設心理健康、延緩老化的第一步。

　　因疫情隔離在家的那段時間，當時二兒子從學校回家，準備要進入醫院見習的學科考試。雖然在孩子回家前立即購買可以站立使用的升降書桌，以減少坐著的時間，但一向不愛運動的我，在隔離數週後體重出現了明顯的變化。2020年4月底開始，在孩子的陪伴下，我終於展開每天走1萬步，相當於5.5公里路程的運動習慣。即使兩個月後孩子再度離開家，至今3年多過去了，無論氣候狀況，我仍持續每天至少1萬步的走路及每週3次瑜伽課程的習慣。深深體會到要啟動改變生活習慣的第一步，最好要有家人或是朋友陪伴。

　　在每天一個半小時的走路過程中，我悟出一句口訣：每天為自己花

90分鐘，走9,000步，健康90分，可以有尊嚴的活到90歲。運動除了讓自己的思緒更加清晰，在開始走路的第一天，我既驚訝又懊惱，為什麼在目前的住處住了16年，竟然不知道自己生活周遭有如此美麗的風景。當下不禁問自己，在過往數十年，在為生活忙忙碌碌的歲月中，是否也錯過了許多美好的事物？

每天走路的路線是往返兩個定點，距離理應相同，但手機顯示的步伐數卻不是定數，甚至有著相當大的差異。在那當下，我又悟出另一番道理，大部分的我們從年幼時學校的成績、身高，進入社會後的收入、工作績效、股市、房價，中年後的血糖、血壓、體重、血脂濃度、身體質量指數（BMI）、退休金、年齡等，都在數字的綁架下生活著，完全忽略了生活和生命品質。如今步入年長階段的我們，該拋下所有的數字，有尊嚴、正面積極的生活，追求更有品質、更健康的生命，瀟灑走完人生第四階段。

我是臺灣末代「初中生」的一員，也屬於被稱為嬰兒潮世代（1946~1964年出生）的族群，已步入所謂的老年階段。心態上我不希望被冠上「老年人」的標籤，也不願意服老。發自內心的感恩，自己在思考和邏輯推理上仍很清晰，甚至很自信比年輕世代來得有條理。更期望在未來的日子裡能夠持續分享自己的專業，並維持上一代教導我的人生「初衷」，有尊嚴的活著。

在過往的日子裡無論是生活或專業，似乎都被所謂的「挫折感」所影響，所謂的挫折感不外乎來自無止盡的「期待」和「等待」，在每天例行走路的時間裡，我決定要用正面的態度「對待」自己未來的日子，延緩自身的衰老，絕不讓自己不留痕跡的走完人生。年長者雖然已步入人生的最後一個階段，宛如寒冬來臨前，遍地秋葉，我選擇當一片紅葉，仍然有足夠的時間把握最後的火紅。

所謂有尊嚴的活著是能夠自理自己的生活，能夠自由獨立的活動，有基本的思考能力和判斷力，能自給基本生活需求，包括滿足生理上的

需求、吃想吃的食物。

　　任何人一生當中最美好的體驗是「吃」，然而大多數的人並不知道該如何正確的吃，任由市場廣告掌控和誤導。美國聯邦政府從1980年開始，每10年更新一次改善全民健康的總體目標，目前2023年最新的版本是Healthy People 2030，其中一項目標是掃除民眾的健康知識盲。1989年在營養教育研究所，我的第一個定性研究題目是換位思考，探討年長者如何詮釋健康，得到的結論是「能吃、能走、能睡就是健康」，如今我深深體會到其真實性。

　　我自1986年至今離鄉背井，每每回臺灣都能感受社會對於食品安全以及健康營養教育的忽視，使得家鄉人的健康不斷的被削減，這讓我極為心疼。這中間許許多多的無奈，也只能藉由文字，希望能喚起一點自救共鳴。再度呼籲年長的我們，不要再讓自己成為食盲，「文盲無害，食盲有害健康」！

　　寫這本書的初衷，是希望整合自己44年來的專業知識，和逾65年的人生經驗，與我所有的同學、朋友以及嬰兒潮世代的人分享。這本書上架的時候正逢家母90歲大壽，獻給我一生慈悲為懷的偉大母親，祝她生日快樂。我們這一世代在完成傳承的責任和義務之後，讓我們一起好好愛自己，願意花時間在準備三餐和運動，以延緩衰老，更有尊嚴的享受往後真正屬於自己的人生！

2023年2月6日寫於紐約曼哈頓市

白小良

Part 1

步入花甲之年
的自我認知

1

戰後嬰兒潮世代的課題

**讓年長者「健康有尊嚴的老化」，
是緩衝高齡化社會問題的重要關鍵**

戰後嬰兒潮世代面臨年老的挑戰

　　戰後嬰兒潮世代指的是第二次世界大戰後，1946~1964 年出生的世代，以 2023 年為基準，乃指 77~59 歲，已經或即將步入所謂老年期或中年後期者。這一世代的人具有樂觀、團隊導向、重視個人滿足感、個人成長，擁有健康和保健意識等特質。此外，可能由於童年前期接近戰爭時代，所以通常也被認為比較「固執」，抗拒任何形式的改變。

　　嬰兒潮世代是一個在人口比例上，占比相當龐大的世代，隨著這個世代步入老年期，高齡化帶來的挑戰勢必會衝擊社會方方面面。然而維持年長者身心健康，擁有獨立自主的能力，不但可以減輕醫療與保健福利的負擔，年長者甚至還可持續參與公共事務，為社會貢獻服務力。讓年長者「健康有尊嚴的老化」，而不是成為家庭、社會的負擔，是緩衝高齡化社會問題的重要關鍵。

現代人的平均壽命是80歲左右，且年年增加

根據美國疾病預防與控制中心（CDC）的數據，若能活到65歲，則平均可以再活19.3年。數據顯示，世界先進國家的預期壽命每年增加3個月。全球由2000年的66.8歲，到2019年增加為73.4歲，雖然2020年因為新冠病毒（COVID-19）疫情使得死亡率上升，平均壽命下降，但之後又緩步上升，2023年全球平均壽命為73.16歲（較2022年增加0.24%）。

一篇在《柳葉刀》（*The Lancet*）雜誌上新發表的研究預測，即將到來的2030年，女性的平均壽命有可能超過90歲，其中90%的南韓女性平均壽命可達86.7歲以上，57%可能長達90歲（Knotis, V. et al., 2017）。英國倫敦帝國理工學院（King's College London, United Kingdom, UK）的伊扎遜教授（Prof. Majid Ezzati）及研究人員和世界衛生組織（WHO）的研究人員也提出相同的研究報告。

世界各國紛紛邁入高齡化社會

每個國家對老年期的年齡分界或定義有所不同，但原則上是依據人體生理功能的退化現象加以歸納。年長者或稱之為老年人指的是年齡已跨過中年以上的人，通常指至少60歲或65歲以上的人。在美國，年長者通常被認為是達到退休年齡的人，或已達到62歲以上的人。

根據《世界人口展望：2019年修訂版》的數據，全球65歲及以上人口的增長速度超過其他年齡層。2050年世界上有六分之一的人將超過65歲（16%），多於2019年每11個人中有一位是65歲以上年長者（9%）。

亞洲各國年長者的人口比例更是快速攀升。日本在2020年65歲以上的人口占28.4%，由於新生兒出生率低及平均壽命延長，推算2060年日本年長者的人口比例將會上升為38%。

臺灣內政部2018年4月發表，65歲以上占人口比例14.05%，正式進入「高齡社會」[1]。2021年上升為17%，臺灣國家發展委員會推估2025年即將上升為20%，2040年將升為30.2%，2070年上升至41.6%。因此，臺灣即將在短短數年內快速由「高齡社會」，成為「超高齡社會」。

依據中國2020年11月第七次全國人口普查結果，60歲以上人口有2.6億，占人口18.7%，其中65歲以上有1.9億，占人口13.5%。

現代人的壽命不斷延長，並不代表現代人活得更健康

自2010年至今，現代人的平均壽命每年增加0.57%~0.24%，但並不代表健康品質更好。所謂理想的健康品質不僅是壽命延長，高品質的生活及健康的身心更是追求生命尊嚴的指標。雖然現代人平均壽命更長，但大部分的男性在63歲，女性在64歲之後，或多或少會出現健康問題。換言之，現代醫學進步，反而讓年長者身患疾病，被折磨的時間相對增長（參考圖1-1）。

2017年臺灣衛生福利部國民健康署「臺灣中老年身心社會生活狀況長期追蹤（第六次）調查」顯示，65歲以上，有88.7%的年長者自述曾被醫師診斷患有一項慢性疾病，75歲以上高達90.9%。慢性疾病患病率依序為高血壓、白內障、心臟病、胃潰瘍或胃病、關節炎或風溼症、糖尿病等。這些慢性疾病大部分可經由健康的飲食和生活習慣加以預防和延緩。

註釋
1 世界衛生組織（WHO）定義，65歲以上占人口比例達到7%時稱之為「高齡化社會」，達到14%是「高齡社會」，若高達20%則稱為「超高齡社會」。

圖 1-1 理想長壽的狀態是受慢性病折磨時間短

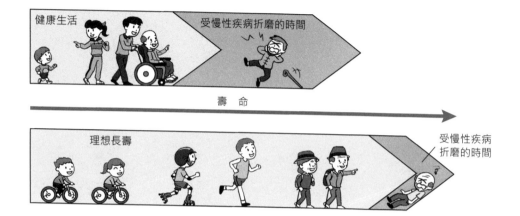

步入年長階段隨之而來的生理和心理挑戰

　　世界各地的年長者最常面臨的問題，首當其衝是健康狀況惡化。隨著生理的老化，會開始出現白髮、皺紋，記憶力減退。除了外表的改變，老化還會帶來不少健康問題，中年時期或許沒有明顯的症狀，但退休之後，許多因老化隨之而來的慢性疾病可能會開始顯現，而且是難以完全避免。

　　再者是經濟問題，現今年長者與前一世代所面臨的問題有所不同，因為醫療保健進步、醫療技術更為精進，使全球人類的壽命比以往更長，健康的退休者通常可以活到80或90歲，而上一代平均壽命只有60或70歲。這也使得現代年長者在往後的退休生活中更難以維持生計，換言之，現今的年長者需要比上一代退休者工作更長時間，以賺取生活所需的費用。然而年長者找工作並不容易，即使65歲仍在工作崗位上，收入恐怕也明顯少於以往，因此容易遭遇無生產力、經濟上無能為力、缺乏住所等問題。

精神層面的心理問題也占了相當大的比例，例如因為生活型態改變，與人群疏離，而處於恐懼、憂鬱、衰老、孤立、無生活目標等狀態。

積極面對老化，不只是個人、家庭的責任，也是社會的課題

現今網路世代，處處可見專為年長者設計的心靈語錄，然而保健觀念卻被保健品產業掌控，甚至嚴重誤導。如何藉由正確的營養觀念、飲食態度和行為，延緩年長者的生理和心理功能老化，增加生活和健康品質，是人人必備的基本知識。

對於步入65歲年齡層的年長者，最嚴酷的問題不單單是生理功能開始走下坡，還必須面臨更多精神、經濟和家庭等各方面的問題，這些問題可能會削弱年長者的安全感，造成生活和心理很大的壓力。因此，這是一個從個人、到家庭，上至社會環環相扣的現實議題，延緩年長者生理和心理功能老化的照顧工作，不單單是個人與家庭的責任，更是國家、社區和公共衛生刻不容緩的重要課題。

不斷學習，加強心理健康可以延緩生理老化

如何面對老化，2002年世界衛生組織（WHO）陳述：「活躍、參與和安全感可以使年長者的健康達到最優化，以提高年齡增長後的生活品質。」（Active aging is the process of optimizing opportunities for health, participation and security in order to enhance quality of life as people age.）

　　步入年長，不少人會有活一天就算賺一天的心態。然而生命和健康完全掌握在自己的手掌中，正如手掌上三條線（生命、健康和事業線）。年紀漸長，宛如寒冬來臨前，遍地秋葉，在凋落前仍然可以選擇當一片漂亮的紅葉，有足夠的時間把握人生最後的火紅！

　　嬰兒潮世代的年長者對於新科技較為陌生，因此常對電腦網路感到畏懼。2020年新冠病毒（COVID-19）改變了許多國家的教學方法和生活方式，在過往的三年，美國教育相關機構大量提供網路教學培訓。作者於美國任教，迫於教學的需求也參與了相關培訓。最初因為巨大的心理障礙而感到抗拒，至今每當完成一個培訓課程，都能帶來戰勝自我的成就感。除了因為自己沒有被新時代汰換掉而倍感欣慰，也因為自我肯定而覺得自己變得年輕許多。換言之，年長者必須踏出昔日的舒適圈，不斷學習是延緩心理和生理老化最踏實的途徑。

Part 1

2

衰老和老化

老化並不和年齡畫上等號

老化的定義是生理功能下降

「老化」是一種自然生物現象，不是一種疾病。它是年齡增長導致身心功能下降的過程，也是一種由身體活動力減少、記憶力減退等各種衰老現象所組合的綜合症。此現象會在退休、搬遷、配偶或朋友因死亡而離去時明顯出現。

大多數進化生物學家將「老化」定義為內在生理功能隨著年齡增長而逐漸下降，導致在特定年齡範圍內死亡率增加，且同時出現存活率及繁殖率下降（Flatt, 2012）。另一個定義是：「老化」是生物體的連續或漸進變化，導致虛弱、疾病和死亡的風險增加（Guarente, et al., 2023）。

生物體內的老化，指的是漸進性生理變化，包括：生物功能下降及適應新陳代謝壓力的能力下降。

新陳代謝包括物質代謝和能量代謝兩方面，是由「同化作用」[1]和「異化作用」[2]此兩種同時進行的過程所構成。這兩者有密切的互動關

係，如果沒有同化作用，生物體就無法形成原生質，也就是無法儲存能量，異化作用就無法進行。反之如果沒有異化作用，就無法釋放能量，生物體就無法進行物質合成。

在兒童和青少年時期新陳代謝旺盛，同化作用大於異化作用，需要較多的營養素來滿足身體的「生長」需要。進入中年階段，生理機能逐漸減退，新陳代謝率逐漸緩慢，出現異化作用大於同化作用的變化，呈現老化表徵。

衰老（senescence）不同於老化（aging）

衰老被簡單地定義為漸進性生理損傷以及慢性疾病的病理發展，並包括死亡機率增加（Monaco & Silver, 2009）。衰老並不是只出現在年長者體內，而是從出生開始貫穿整個生命週期，包括在胚胎發育、生長發育及傷口癒合過程中都有其重要功用。隨著年齡增長，細胞老化的速度高於再生，代謝能力下降，而使得衰老細胞的數量增加（McHugh & Gill, 2018）。

人類在不同生命階段的死亡機率不同，通常在生命最初期較高，直到具有生殖能力的青春期開始逐漸降低，而後在高齡階段死亡機率再度逐漸增加。簡單來說，衰老是細胞停止分裂並呈現停滯狀態的生理損傷，較為局部。老化是歲月流逝而無法避免，影響層面較大。其間存在著先後順序，衰老成為病理疾病，而導致老化。

註釋

1 同化作用和異化作用是兩個相反方向的反應過程，同化作用指的是生物體把環境中攝取的物質，經一系列的化學反應變為自身物質，例如攝取含有蛋白質的食物時，體內消化系統將大分子分解為小分子的胺基酸，再利用小分子合成大分子形成人體肌肉。
2 異化作用是將體內物質由大分子分解為小分子的過程，同時釋放能量，將不需要或不能利用的物質排出體外。

導致衰老的因素

導致衰老的因素有很多，包括生物因素、生活習慣、社會、心理、精神和認知以及晚年的慢性疾病。在個體中有許多難以改變的因素，例如遺傳、溫度、糖化₃、新陳代謝和氧化等多種生物學因素，都會影響人體的衰老過程及速度。以下生物學因素會導致細胞衰老：

1. **遺傳**：衰老是人類基因編程中的一環，由一種稱為雷帕黴素（rapamycin）的蛋白質組成，該蛋白質負責調節衰老和生長（Rogers, 2016）。遺傳理論認為，壽命的長短取決於父母和祖父母的壽命長短，同卵雙胞胎的壽命長短較異卵雙胞胎更為相近（Rogers et al., 2016）。

2. **新陳代謝和氧化作用**：新陳代謝在衰老和生長中扮演重要調節作用。新陳代謝產生的反應性化學物質或低濃度的氧化作用可能會造成細胞受損而加劇衰老（Bratic & Trifunovic, 2010）（Liochev, 2015）。

3. **損壞和磨損**：生物體內的細胞每天都會經歷損壞和磨損，其中或多或少會永久損壞，無法修復，進而導致衰老（Rogers et al., 2016）。

無法「抗老化」，但老化的速度可以「延緩」

老化無法抵抗，但衰老的速度絕對可以延緩。衰老帶來的老化，並

註釋

3　糖化（glycation）是糖與蛋白質或脂質的共價結合，是一種非酵素化學反應，參與糖化的典型醣類是葡萄糖、果糖及其衍生物。其中醯基載體蛋白被葡萄糖取代，從而導致正常的細胞和組織功能受損。糖化主要發生在血液中，占吸收的單醣（葡萄糖、果糖和半乳糖）的一小部分。果糖的糖化活性大約是葡萄糖的10倍。換言之，體內長期處於高血糖環境下會加速老化。

不和年齡畫上等號，而是和飲食及生活習慣息息相關，因此每個人的衰老和老化速度差異極大。也就是說任何人都不可能長生不死，卻可以藉由自我掌控、修正某些外在因素，來延長壽命，提高生命品質。

隨著年齡增長，方方面面充滿了挑戰，同時也充滿許多不同的機遇。步入年長階段之前大都專注於工作和家庭，無法有自己的時間和自我空間；退休後外出活動以及與他人聚會的頻率相對增加，反而可以更加專注於自己的興趣愛好。如果年長者日常生活很活躍，走出舒適圈，挑戰自我不斷學習，甚至學習和享受獨處，就可以多彩多姿地享受生活，而不會感覺到自己因年齡增長，各方面退化所帶來的負面影響。

資料來源

Bratic, I., & Trifunovic, A. (2010). Mitochondrial energy metabolism and ageing. *Biochimica et biophysica acta*, 1797(6-7), 961–967.

Flatt, T. (2012). A new definition of aging?. *Frontiers in genetics*, 3, 148.

Guarente, L. P., Simic, Petra and Rogers, Kara (2023, February 10). *aging. Encyclopedia Britannica*.

Kontis, V., Bennett, J. E., Mathers, C. D., Li, G., Foreman, K., & Ezzati, M. (2017). Future life expectancy in 35 industrialised countries: projections with a Bayesian model ensemble. *Lancet (London, England), 389*(10076), 1323–1335.

Liochev, S. I. (2015). Which Is the Most Significant Cause of Aging?. *Antioxidants (Basel, Switzerland), 4*(4), 793–810.

McHugh, D., & Gil, J. (2018). Senescence and aging: Causes, consequences, and therapeutic avenues. *The Journal of cell biology, 217*(1), 65–77.

Monaco, T. O., & Silveira, P. S. (2009). Aging is not senescence: a short computer demonstration and implications for medical practice. *Clinics (Sao Paulo, Brazil), 64*(5), 451–457.

Wendy, A., Rogers,W.A., Stronge, A.J., & Fisk., A.D. (2005). Technology and Aging. Reviews of Human Factors and Ergonomics (1).

3

如何延緩老化？

70% 的老化速度可由自己掌控

　　大約30%的老化速度是由基因所決定，這代表還有70%可以掌控在自己手中。老化雖是自然現象，但日積月累的「生活模式」與「飲食態度」都可以直接影響老化速度的急緩。

　　長期的不良飲食會損害健康，過度攝取精製糖、白麵粉以及乳製品，都容易在人體內造成炎症，從而加速老化。不良的生活習慣如缺乏運動、抽菸、酗酒等更是導致慢性疾病的主因，所以慢性疾病不完全是年齡增長的自然現象。

生活中加速老化的因素

　　環境中有許多因素會加速老化，例如壓力、攝取過多的糖、毒素和炎症過程中釋放被稱為自由基的化學物質……都會加速老化過程。

　　內在的老化不外乎是由炎症引發的各種慢性疾病，例如關節炎、某

些癌症、心臟血管疾病、糖尿病等；外表的老化現象則會直接反映在皮膚上，是身體最明顯的老化徵兆。

▶ 加速外表（皮膚）老化的 7 個因素

1. 睡眠不足

良好的睡眠品質是延緩老化和維持健康極為重要的一環。尤其深度睡眠階段，腦垂體分泌的生長激素，會參與各種身體組織包括皮膚組織的修復，並更新在白天受損的細胞。因此，沒有良好的深度睡眠，皮膚無法獲得所需的修復，顯而易見地就表現在皮膚的光澤和顏色。

2. 過度曝露在陽光下

適度照射陽光，皮膚會自行合成維生素 D，這對健康極為重要；但長期反覆曝露於陽光的紫外線（UV 輻射線）下，是造成皮膚過早老化的主因之一。不當且持續的紫外線照射，會使皮膚失去自我修復能力，不斷累積損傷，甚至出現皮膚癌的問題。

膠原蛋白[1]的數量和質量主導皮膚外觀的呈現。研究顯示，隨著年齡增長，膠原蛋白流失會相對增加，40 歲時身體產生膠原蛋白的能力下降25%，60 歲時減少50%以上。若再加上反覆曝露在紫外線下，破壞膠原蛋白，損害新膠原蛋白的合成，會加速皮膚鬆弛、產生皺紋和皮革狀。

高海拔地區的太陽紫外線較高，在高山環境下皮膚更容易被陽光灼

註釋

1 膠原蛋白有28種，可分為6類型，其中最常見的5種類型是：
第 I 型：超過90%的人體膠原蛋白是第 I 型，包括皮膚、肌腱、血管、器官、骨骼。
第 II 型：為軟骨的主要膠原成分。
第 III 型：網狀纖維的主要成分，通常與第 I 型共同存在。
第 IV 型：形成基底膜、基底膜的上皮分泌層。
第 V 型：存在細胞表面、毛髮和胎盤。

傷，經常搭飛機旅行也會使皮膚曝露在較多的紫外線中。在飛行途中除了使用含有 SPF 的保溼霜之外，應避免食用含酒精和含鹽量高的食物，並在飛行過程中飲用足量的水。如果是坐在靠窗的位置，儘可能拉下窗戶遮蔽。

3. 氧化作用

自由基或稱氧化劑是高反應產生的小分子，會破壞體內細胞，例如人體最大器官 —— 皮膚的重要細胞結構，在皮下組織、真皮和表皮的每一層中造成破壞。身體雖具有製造抗氧化劑（能減緩細胞氧化的化學物質）的能力，但不足以保護皮膚免於不可逆轉的破壞，因此多攝取富含抗氧化劑的食物是保健重點之一。

4. 炎症

皮膚是抵禦細菌和病毒侵入的第一道防線，當皮膚受損，白血球聚集，會引發炎症反應，這是免疫系統幫助身體癒合的保護措施。炎症也能夠減低日常化學物質和汙染物對細胞的損害。儘管炎症是身體的保護措施，短期內不完全有害，但長期、反覆發生的慢性發炎是皮膚早期老化最常見的現象之一，其微小的跡象包括皮膚敏感、紅腫和紅疹。

5. 過量糖與精製碳水化合物

攝取大量高度加工或含糖的食物會導致血糖和胰島素急劇震盪，這類簡單的碳水化合物會迅速轉化為血糖，從而引發慢性低度炎症，這種隱藏的炎症反過來可以透過糖化（糖與蛋白質或脂質結合）的過程加速身體老化。葡萄糖（來自碳水化合物和糖）進入血液，並與膠原蛋白（為皮膚提供結構）的蛋白質分子結合，會形成名為高級糖化終產物（AGEs）的新分子。這種蛋白質會降解膠原蛋白和彈性蛋白（一種賦予皮膚彈性的蛋白質）。糖化發生時，膠原蛋白和彈性蛋白會變得僵硬，缺乏彈性

並降低再生能力，導致皮膚下垂、鬆弛、產生皺紋和變薄。

6. 憂鬱

　　憂鬱症與血液中皮質醇（cortisol）濃度上升有關，皮質醇濃度升高會削弱膠原蛋白，並導致生長激素合成減少，從而抑制皮膚在夜間自我修復的能力。當處於憂鬱狀態時，通常無法規律的進食、睡眠、運動或進行各種自我照顧，使得自律神經、內分泌失調，皮膚新陳代謝變差。因此憂鬱的狀態不僅顯現於性格，也會顯現在臉部皮膚、肌肉中。

7. 某些藥物

　　哮喘、關節炎或其他疾病的口服皮質類固醇激素，以及含非類固醇的局部外用藥物（例如痠痛藥膏或貼布），會減少膠原蛋白和彈性蛋白，使皮膚變薄、血管容易破裂，從而導致毛細血管破裂。此外某些抗生素，用於控制高血壓的血管張力素轉換酶抑制劑（ACE 抑制劑），和利尿劑以及抗癲癇藥，也會使皮膚對陽光照射更為敏感，更容易因照射陽光而產生皺紋和色素沉澱。高血壓患者不能停止服用藥物，所以外出時需注意避免中午太陽直射。

減緩老化的途徑：健康的飲食和積極生活態度

　　健康的生活習慣，包括「正確飲食」和「積極的生活態度」，有助於減緩老化的過程，並可能預防與年齡相關的疾病，例如癌症、骨質疏鬆症、阿茲海默症和心臟病。

　　維護健康之路，必須要將時間和精力投資在正確的飲食態度上，絕對沒有一個捷徑可以延緩老化，更不要誤以為藥物和營養保健品是必須的，健康的生活習慣和飲食可以減少對藥物的依賴。所有宣稱具有神奇效果的營養保健品和飲食法反而會加速老化，使健康狀況惡化。

　　生活態度上，好好愛自己，持之以恆的運動，樂觀看待事情，不再期待和等待，往前創造更多的回憶，細嚼慢嚥品嘗每口食物，今日事今日畢，放空一切好好睡覺，必能延緩衰老，讓人生最後階段更有尊嚴。

📧叮嚀 從星期一開始健康行動

　　「星期一」是一星期中，開始修正和健康有關的行為，或力行目標最好的一天。最具體的例子是「週一無肉日」（Meatless Monday），這是一項由美國開始的全球運動，旨在鼓勵大眾為了自身和地球的健康，而減少攝取肉類。該活動始於 2003 年，由週一運動（The Monday Campaigns）的創始人 Sid Lerner，與約翰霍普金斯大學未來宜居中心聯合發起。其後在臺灣也有「週一素食」的推廣。

▶ 延緩老化的飲食要點

1. 天然食材

　　事先計劃飲食內容，採買營養豐富的天然食材，包括各種新鮮水果和蔬菜、全穀類、魚和瘦肉。蔬菜水果含有豐富的抗氧化劑，包括維生素 A、C 和 E、β-胡蘿蔔素等，可以延緩老化。是健康飲食中不可或缺的一環。

2. 攝取健康油脂

　　不少人因為怕發胖或是患有慢性疾病，有著油脂就是有害健康的迷思。事實不然，好的油脂是人體必需營養素的一部分，需適量攝取，不能完全不吃。油脂和其他營養素一樣，是維持正常生理功能不可或缺的元素，細胞膜需要油脂作為原料，神經傳遞信號也需要油脂。嚴格限制

油脂的攝取，反會導致脂溶性維生素吸收不良，而缺乏維生素A、D、E、K。滴油不沾絕不是正確的飲食觀念。

　　油脂可分為「飽和脂肪酸」和「不飽和脂肪酸」。「飽和脂肪酸」來自動物，例如豬油、牛油、奶油，少部分植物油如椰子油和棕櫚油，它被視為一種壞的脂肪，過量攝取會造成心臟血管的負擔，並導致壞血清膽固醇上升。

　　「不飽和脂肪酸」主要來自植物，例如橄欖油、菜籽油、麻油、花生油、葵花籽油、黃豆油等，它被視為一種好的油脂，可降低壞血清膽固醇，有益於心臟血管健康。

　　橄欖油中所含的單不飽和脂肪酸（MUSFs）對健康至關重要，是人體健康所需的必需脂肪酸。豐富的單不飽和脂肪酸已被證明可以降低罹患心臟血管疾病的風險，並能改善胰島素功能。橄欖油還含有多酚，可幫助中和體內的自由基。

3. 善用香草和香料

　　減少鈉鹽或調味料，改使用香草，例如九層塔、蔥、薑、蒜來增添食物風味，提高年長者品嘗食物的樂趣。

4. 攝取含鈣豐富的食物

　　牛奶、優酪乳、強化鈣的橘子汁、豆漿、小魚干、沙丁魚等，是含鈣豐富的食物。

5. 飲用足夠的水分

　　人體體重大約60%是水，從大腦到肺部等所有生理功能都需要適量的水來協助進行。

6. 確保膳食纖維、維生素B12和維生素D的攝取量

這三種營養素,是年長者飲食中比較容易缺乏的營養素。

▶ 延緩老化須避免的食物

1. 精製碳水化合物

延緩老化,務必要盡量減少簡單或精製碳水化合物,如白米飯、麵條、麵包和烘焙食品等各種白麵粉製品的攝取量。碳水化合物依構造分為單醣、雙醣、多醣。精製碳水化合物很容易轉化成單醣(葡萄糖、果糖等),醣的構造越簡單身體越容易吸收,使得血糖快速上升,這已被證明這是導致細胞老化的重要因素之一。相反,複雜碳水化合物食物,例如來自蔬菜、水果的膳食纖維、穀類麩皮、全穀、各種豆類等,消化系統需要費一番工夫才能將其轉換成人體可吸收的葡萄糖,因此對血糖的影響較緩和。(依血糖上升的快慢,可將食物分為高升糖、低升糖等不同指數,詳細請參考3-3篇,P.138。)

2. 高果糖玉米糖漿

市售甜點與含糖飲料、可樂等,普遍添加高果糖玉米糖漿。高果糖玉米糖漿是用酸或酵素將玉米澱粉分解所製成的人工糖,在構造上是由55%的果糖和45%的葡萄糖所構成。果糖和葡萄糖都是單醣,可以很快被人體吸收,造成血糖波動,此外攝取過多的糖也是導致肥胖與心臟血管疾病的原因之一。可樂的主要成分除了高果糖玉米糖漿之外,另一個成分是磷酸,也會引起各種健康問題,例如心臟和腎臟功能障礙、肌肉流失和骨質疏鬆等問題都與磷酸有關。

3. 反式脂肪

為了增加口感,許多糕餅、烘焙甜點、油炸食物等加工食品會添加

反式脂肪。反式脂肪來源有兩種，一種來自天然食物，另一種是液態植物油經由食品加工技術加上氫，使其呈現固態，這個加工技術被稱為氫化。經由氫化而成的「不完全氫化反式脂肪」，包括人造奶油，被認為是對健康傷害最大的油脂，它會造成體內發炎，加速老化，必須避免。

▶ 兩餐之間的健康加餐

正餐之間的點心，請用天然的健康食物，取代不健康的甜點或糕餅。以下介紹5種推薦的加餐食物，在餓的時候可以暫時充飢。

1. 雞蛋

一個雞蛋包含9種人體所需的必需胺基酸，所含的6~8公克蛋白質可用於修復身體組織，是優質蛋白質。此外還含有葉黃素和玉米黃質（眼睛所需），天然存在的維生素D和膽鹼（大腦、神經系統和心臟血管系統所需的重要營養素）。坊間有蛋黃的膽固醇含量高，多吃會使血脂上升的迷思，但一天一顆雞蛋所含的膽固醇，並不會影響血清膽固醇，同時飲食膽固醇並不會直接影響血清膽固醇的濃度。

2. 低脂或無脂優酪乳

優酪乳富含蛋白質和鈣，鈣可以幫助骨骼健康，適量蛋白質的攝取可以防止肌肉衰減。此外優酪乳還提供了數百萬種對腸道有益的益生菌，可促進消化和新陳代謝，幫助排除體內毒素，降低腸道相關的炎症。但要留意，調味優酪乳（例如草莓或藍莓口味）大部分都含有許多添加糖（高果糖玉米糖漿），建議選擇原味低脂或是無脂優酪乳[2]食用。

註釋

2　全脂奶製品含有較多的飽和脂肪酸（3.4%），因此建議採用低脂（1%）或是無脂（0%）優酪乳。至於減脂優酪乳含量為2%和全脂差異不大。

3. 黑巧克力

　　製成巧克力的可可粉富含各種礦物質，例如鐵、銅、硒、錳、鉀、磷和鋅以及抗氧化劑。黑巧克力₃的可可粉含量較高，所含有的抗氧化劑有助於緩解自由基對人體造成的傷害，並減少紫外線造成的皮膚炎症。千萬不要誤認白巧克力也是巧克力，白巧克力完全不含任何可可粉成分，甚至含高量的糖以及來自棕櫚油和椰子油的飽和油脂，不應該和黑巧克力視為同一類食物。

4. 堅果

　　堅果含豐富ω-3脂肪酸，有助於降低壞血清膽固醇（LDL）。每天食用各種堅果可降低罹患癌症、心臟病和呼吸系統疾病的機率。並有助於血糖濃度控制，是降低飢餓感的最佳零食之一。

5. 綠茶、烏龍茶和紅茶

　　茶含豐富的抗氧化劑及多酚，可以保護細胞免受自由基的破壞。有睡眠障礙的人在午後需減少飲用的量，或是不喝。

氧化作用的傷害和抗氧化劑的益處

　　氧化作用是老化的一大原因。氧化作用是身體運作與新陳代謝產生的必然反應，當氧氣在與某些分子互相作用的過程中丟失電子，會形成自由基（又稱氧化劑），例如超氧化物（$O2^-$）、過氧化氫（H_2O_2）、羥

註釋

3　黑巧克力也稱為純巧克力，是使用較高比例50~90% 的可可製造的，不應含有牛奶，其油脂含量也都來自可可豆所含的油脂，而不是牛奶。市售黑巧克力的可可含量差異極大，從甜黑巧克力的30%，到黑苦巧克力的80%（或更高）。

基自由基（·OH）和單線態氧（1O$_2$）。自由基是一種具有奇數（不成對）電子的原子或分子，這些不成對的電子結構非常不穩定，無法單獨存在，會在環境中尋找另一個電子來配對，因為偶數電子較穩定。因此，自由基會在體內細胞組織周圍遊走，從其他分子中奪取電子，以穩定自身。自由基在哪裡奪取電子，就可能對那個組織造成破壞。例如在血管發生這種現象時，會損壞血管內壁，埋下心臟病的病灶。如果損傷身體細胞中的 DNA 時，則可能會發生基因突變，積累後導致癌細胞的形成。

自由基除了是身體新陳代謝的產物，它也可能來自於外部因素，環境異常或作息不規律，例如空氣汙染、壓力、熬夜等，都會讓體內產生自由基。

抗氧化劑是能給予或吸收電子的分子，可以中和自由基，因此被認為可以預防或延緩某些與自由基有關的細胞損傷。抗氧化劑來源有兩種，一種是由身體製造（例如：麩胱甘肽、超氧化物歧化酶和過氧化氫酶）；另一種則來自日常飲食中的營養素，尤其是新鮮蔬果，例如維生素A、E、C及礦物質硒。

▶ 富含抗氧化劑的蔬果

1. 綠葉蔬菜

芥蘭菜、菠菜、羽衣甘藍和長葉萵苣等綠葉蔬菜含有豐富的抗氧化劑（維生素C以及豐富的β-胡蘿蔔素和硒），這些成分可以減緩DNA的損傷，具有延緩衰老特性。綠葉蔬菜除了能幫助體內抵抗自由基，同時還富含膳食纖維。

2. 藍莓或黑莓等漿果

富含強力的抗氧化劑及維生素C，可防止細胞受損。研究顯示食用

藍莓可延緩認知功能下降。除藍莓之外，草莓、蔓越莓和櫻桃也是豐富的植物化學物質來源。但草莓是被農藥汙染最嚴重的水果，食用時務必清洗乾淨或選用有機種植的草莓。

3. 石榴

富含抗氧化劑，可以防止自由基破壞細胞的DNA，減緩老化，並促進體內損傷細胞的修復。

4. 番茄

富含番茄紅素，這是種有效的抗氧化劑和消炎劑，可中和體內自由基。還具有保護神經的作用，能降低罹患神經系統疾病，如阿茲海默症等認知障礙的風險。

5. 大蒜

主要成分是大蒜素（allicin），是已知具有抗菌和抗病毒特性的強效抗氧化劑。可以減少動脈硬化，並預防或減少與老化有關的心臟疾病。且可以降低罹患某些癌症的風險。

6. 薑黃

活性成分是薑黃素，可以與大腦斑塊[4]結合，減緩其引起的炎症反應，從而預防認知障礙，延緩腦功能退化。

註釋

4 腦中澱粉樣斑塊不正常的大量堆積，是阿茲海默症患者的病理特徵之一。

增加健康品質的飲食法

6 種國際營養健康單位推薦的飲食法

說到有益於健康或所謂營養的食物，通常會立即聯想到不好吃或營養補充劑。然而「吃」是人一生中最美好的事，進食應該是種生理和心理的享受，不該有任何負面的感覺，尤其是年長者更應好好享受吃真正的食物。偶爾吃不健康的食物，適當的調整回來，沒有絕對的對與錯。所有的健康飲食原則都是提供改善的參考架構，即使只能做到部分原則，也能獲得相當益處。

許多人都希望自己更健康，在自我保健的期許下，如何養成正確的健康意識是一熱門課題。《美國新聞和世界報導》（*U.S. News and World Report*），在每年年初會根據健康專家小組的意見，公布年度最佳飲食評估結果，依據實踐容易度、營養、安全、有效體重管理和預防糖尿病、心臟病、高血壓、減重等各項指標進行評估、排名，提供大眾最具權威性和公正的飲食建議。

參與評選的各學派飲食有40多種，評選的平臺也會提供與這些飲食

計畫相關的大量數據和訊息，以供4,500萬美國人，及全球數百萬人在新的一年實行更健康的生活方式。評估後排序居前10名的保健飲食，研究顯示可以幫助改善壽命長短和抵禦慢性疾病，2018~2023連續6年，地中海飲食（Mediterranean Diet）為整體最佳飲食的榜首，也是其他類別的榜首，包括最簡單的飲食、最佳健康飲食、最佳糖尿病飲食和最佳心臟健康飲食。得舒飲食（DASH Diet）和彈性素食飲食（Flexitarian Diet）在整體最佳飲食中並列第二，再次是麥得飲食（MIND Diet）列居第四。位居第五的治療性修正生活方式飲食（Therapeutic Lifestyle Changes-TLC），目的在於改善血清膽固醇濃度。

■ 表 1-1　**2023 飲食法評比結果**

	2023 排名				
	整體 最佳飲食	最佳 糖尿病飲食	最佳 健康飲食	最佳 有益心臟 健康飲食	最佳 植物性飲食
地中海飲食 （Mediterranean Diet）	1	2	1	2	1
得舒飲食 （DASH Diet）	2	1	2	1	
彈性素食飲食 （Flexitarian Diet）	2	3	3	3	2
麥得飲食 （MIND Diet）	4	5	5	5	3
治療性修正生活方式飲食 （Therapeutic Lifestyle Changes-TLC）	5	6	4	5	
梅奧飲食 （Mayo Clinic Diet）	6	6	5	7	4

資料來源：*U.S. News and World Report*

※：這6種飲食型態可以改善高血壓、血脂膽固醇、心臟血管疾病、糖尿病和延緩腦退化疾病，但無法快速明顯地減輕體重。

地中海飲食（Mediterranean Diet）

　　地中海飲食並不是某一特定族群的飲食方式，而是一個健康的飲食原則。地中海21個國家中，希臘人與義大利人的飲食內容不相同，義大利人與法國人和西班牙人的飲食習慣也完全不同，但他們的飲食內容中有著許多相似的特徵。換言之，地中海飲食僅僅是取其地名的健康飲食建議，並不是結構化的飲食文化或是烹調方式。

　　公共衛生研究顯示，與地中海接壤的21個國家的人民，不但壽命較長，罹患癌症和心臟血管疾病的機率也低於美國人。進一步探討地中海地區的生活模式、飲食內容，發現並沒有什麼令人驚嘆的祕訣，僅僅是活動量大，得以維持理想體重，以及減少紅色肉類、糖和飽和脂肪、高熱量食物的攝取；增加蔬菜、水果、堅果和其他健康食物。

　　遵循地中海飲食型態可以獲得許多益處，包括維持理想體重以避免慢性疾病、維持腦健康，預防和控制心臟血管疾病、癌症和糖尿病。

地中海飲食的原則

- 多元豐富的蔬果，包括水果、蔬菜、全麥或全穀類、豆類、堅果、豆莢類。
- 主要油脂攝取來源為橄欖油。
- 適量使用草本植物和香料增添食物風味。
- 1 週內食用魚和海鮮數次。
- 適量食用家禽類、雞蛋、乳酪和優酪乳。
- 減少食用紅色肉類與甜點，僅在某些特殊情況下食用，但不要多。
- 適量飲用葡萄酒。
- 與飲食內容同樣重要的還有保持規律的身體活動、愉快的用餐態度。

▣叮嚀 **紅酒是否有益於健康？**

地中海民族有飲用紅葡萄酒的習慣，但「紅酒是否有益於健康」眾說紛紜，且正反兩邊的論述都有。有研究認為紅葡萄酒所含的白藜蘆醇有益健康，但其實效果微乎其微，必須喝上數百或數千杯的量才能呈現效用。因此飲用紅酒不是必需的，若要飲酒，建議徵詢醫師，依個人的健康狀態而定。基本上飲酒的建議量，女性是每天一杯，男性每天兩杯。

得舒飲食 (DASH Diet)

　　得舒飲食曾連續8年被評選為最佳飲食第一名，在2018年與地中海飲食並列第一，在2019年首次退為第二名。得舒此名來自DASH的譯音，DASH是Dietary Approaches to Stop Hypertension的縮寫，意思是「經由飲食控制來預防高血壓的飲食法」，這是美國國家心臟、肺和血液研究中心認可的非藥物飲食治療策略，且在全國社區大肆宣傳推動。

　　得舒飲食強調多攝取水果、蔬菜、全穀類、瘦肉蛋白和低脂肪乳製品，這些食物含有可以改善血壓的營養素，例如鉀、鈣、鎂、蛋白質和膳食纖維。此外得舒飲食還主張減少含飽和脂肪酸量高的食物，例如動物性肉類、全脂乳製品和熱帶植物油（棕櫚油和椰子油）、含糖飲料及甜食。鈉的攝取量每天限制在2,300毫克（約1平茶匙鹽）是這個飲食法最重要的重點，終極目標降低至約1,500毫克（約1/2平茶匙多一點的鹽）。（茶匙分量請參考圖4-3，P.221）

　　得舒飲食也是種均衡飲食，可以長期採用，這也是多年來美國營養專家將其列為最佳飲食，與地中海飲食並列數年的主因之一。

得舒飲食的原則

得舒飲食重點是減少鈉鹽的攝取，可由最容易，且最有可能改變的小習慣開始，例如：

- 每餐中至少有 1 份蔬菜或水果。
- 1 週中有兩餐或更多餐採無肉。
- 烹調或製備餐點時不加食鹽或各種調味品，改用草本植物香料或水果增添風味，例如九層塔、香菜、鳳梨、番茄、檸檬、薑、蔥、蒜、胡椒等。
- 點心或零食選擇胡桃、杏仁果或山核桃等堅果，絕不是洋芋片或甜點、糕餅等加工零食。
- 將白麵粉製品改為用全麥麵粉為原料的製品，如全麥麵包。
- 午餐或晚餐後步行至少 15 分鐘左右。

彈性素食飲食（Flexitarian Diet）

彈性素食飲食建議增加植物性食物，減少動物性肉類的攝取。這個飲食法以素食為主，目的在於減輕體重以改善整體的健康狀況，預防疾病，如降低罹患心臟血管疾病、糖尿病和癌症的機率。但並不是完全素食，當偶爾想吃肉時，仍可以適量食用。

彈性素食飲食的原則

- 蛋白質來自非動物性肉類蛋白質，例如各種豆類、豌豆、雞蛋或低脂乳製品。
- 3-4-5 熱量分配：早餐約 300 卡、午餐 400 卡、晚餐 500 卡熱量，添加 2 個點心，1 個點心大約 150 卡熱量，一整天的總熱量為 1,500 卡。

- 熱量的攝取量，可根據個人的運動量、性別、身高和體重，稍微增加或減少。
- 依據個人的生活型態和節奏，逐漸增加植物性食物的比例。例如 1 週任選 1~2 天吃素，或晚餐內容以素食為主。

麥得飲食 (MIND Diet)

「麥得」來自 MIND 的譯音，MIND 是 Mediterranean-DASH Intervention for Neurodegenerative Delay 的縮寫，它結合了「得舒」和「地中海」這兩種經過驗證的健康飲食法，有益於心臟血管與大腦。因為麥得飲食在認知功能高低與飲食是否相關的實驗中顯示，能夠延緩腦功能退化，所以也被稱為「心腦」飲食。

這項實驗是由美國國家老齡化研究所贊助，Rush 大學醫學中心的營養流行病學家 Martha Clare Morris 帶領進行，於 2015 年 2 月所發表的研究結果顯示，採用麥得飲食，罹患阿茲海默症的風險降低約 35%，嚴格遵循這個飲食法的人，甚至可以降低 53% 的風險。

這個研究團隊所發表的第二篇論文結果指出，在防止認知能力下降，麥得飲食優於單獨採用得舒或是地中海飲食。得舒飲食可以改善血壓，地中海飲食改善心臟血管健康，因此不難歸納出維持正常血糖、血壓和良好的心臟血管健康，是延緩阿茲海默症的關鍵條件。

目前還沒有確切的方法可以預防阿茲海默症，仍需要更多研究證實這個飲食法的長期影響，但攝取足夠的綠葉蔬菜、堅果、漿果，是有可能降低腦退化的風險。

麥得飲食的原則

- 9 類維護腦健康的食物：綠葉蔬菜、水果類、堅果類（胡桃）、莓

果類、豆類、全穀類、（油脂含量高）魚類、（去皮）家禽類、橄欖油。

- 6 類損害腦健康的食物：紅色肉類、奶油及人造奶油、乳酪、糕點和甜點、含糖飲料、油炸和速食食品。

TLC飲食（治療性修正生活方式飲食，Therapeutic Lifestyle Changes-TLC Diet）

由美國國立衛生研究院的全國膽固醇教育計畫創建，是一種試圖降低血清膽固醇以及心臟血管疾病風險的非藥物飲食治療策略。

TLC飲食法認為飲食中的膽固醇攝取量，會影響血液中的膽固醇，也會提升罹患心臟血管疾病的風險。但總結近年來和過去的研究，飲食膽固醇對低密度脂蛋白（壞）膽固醇的影響並不大，對心臟血管疾病的影響也很小。比起飲食膽固醇，更重要的是飽和脂肪酸和糖的攝取量必須適度。

進行TLC飲食並不需要購買特殊食物或排除往日喜歡的食物，重點是核對食品標籤上飽和脂肪酸、膽固醇、糖的含量，選擇比較健康的食品。

｜TLC 飲食的原則｜

- 多攝取蔬菜、水果、全穀類、全麥麵食和瘦肉。
- 將肉類攝取量控制在每天150公克左右或更少（大約一個手掌大小，包括手指部分）。
- 雞肉或鴨肉去皮，避免吃雞翅、雞腳、鴨腳或鴨翅。
- 牛奶、優酪乳等乳製品選擇低脂或脫脂的產品。
- 每日攝取 2~3 份水果（最多 4 份）和至少 3~4 份蔬菜。

將地中海飲食原則融入中式飲食型態

雖然以上介紹的健康飲食法都備受推崇，但沒有任何一種食譜，或任何一種食物，是最能吃出健康的。食譜只能是製備三餐時的參考，沒有一個人可以永遠跟著食譜準備餐點和進食，而且也沒有最營養的食物，因為每一種食物都富含營養素，需要多樣化攝取，才能滿足體內所需的48種必需營養素。因此要掌握的是健康飲食法的重點，並且將其落實在日常生活習慣中，才是長久之計。

地中海飲食在2018~2023連續6年奪下最佳飲食排名第一，東西飲食文化雖有差異，但是追求健康卻是異曲同工，以下10點是如何將地中海飲食原則融入中式飲食習慣之中：

1. 每餐都有蔬菜、水果

每天至少攝取兩份蔬菜，越多越好。蔬菜中以深綠色葉菜、橘紅色、根莖瓜類（南瓜、含皮地瓜、胡蘿蔔）的營養成分優於淺色蔬菜。大部分新鮮水果是膳食纖維、維生素C和抗氧化劑的良好來源，且可以取代甜食。其中芭樂的營養評價是所有水果之冠，橙色水果（金橘、芒果、哈密瓜、柿子、橘子、鳳梨、杏桃），以及深紫色水果（黑莓、石榴、深色葡萄、藍莓）也是水果的首選。

2. 增加魚的攝取，減少飽和脂肪酸含量高的紅色肉類，避免加工肉類

地中海飲食中的蛋白質來源首選是魚，尤其強調油脂含量高的魚，如鮭魚、沙丁魚和鯖魚，這些魚含有益於心臟血管和大腦健康，豐富的ω-3脂肪酸。即使油脂量較低的魚如鱈魚或吳郭魚，也含有良好蛋白質，值得增加攝取量。如果目前飲食中沒有攝取足量的魚，可以從一週中至少有一天吃魚開始。年長者必須選擇「汞」汙染量較低的魚，例

如比目魚及魚身較小的魚。位於海洋食物鏈頂端、壽命長和體型大的魚類，例如鮪魚、鯊魚、旗魚和鯖魚，重金屬「汞」汙染通常較體積小的魚嚴重。

3. 選用健康食用油及烹調方式

　　華人飲食中蔬菜、水果和魚類的攝取量和美國人相較並不少，但需要留意的是烹調方式及用油種類，建議避免黃豆油、玉米油或椰子油，改成使用菜籽油或顏色較淺的橄欖油。涼拌或蘸食最好用特級初榨橄欖油（顏色較深），其含有豐富的單不飽和ω-3脂肪酸，可以改善血清膽固醇，是健康油的首選。然而特級初榨橄欖油不能高溫加熱，尤其是中式的烹調方式在食材下鍋前，通常將油加至極高溫甚至產生煙再快炒，這是種不健康的烹調方式。盡可能採拌、燙、蒸的烹調方式。同時減少小籠湯包、生煎包、蔥油餅等的食用頻率。

4. 增加全穀類

　　真正的全穀類必須具有完整穀粒的每一部分，即使穀物經由爆裂、壓碎、軋、壓榨或煮的處理後，仍然具有整粒穀物原有的麩皮、胚芽及胚乳三部分，所以去除麩皮僅保留胚芽的胚芽米並不是全穀。華人飲食中米飯或麵點占相當大比例，盡可能改為全穀的糙米或製品。如果很難從精白米切換到全穀糙米，可以先用一半白米和一半全穀糙米混合，之後慢慢增加全穀比例。或是用白米或全穀糙米加上各種不同的豆類，例如藜麥、黃豆、黑豆、紅豆、薏仁、燕麥、黑米等。爆米花也是全穀，但不建議食用添加奶油的爆米花，尤其是微波爆米花盡量避免，如果想

註釋

1　吸入、攝入或皮膚接觸不同的汞化合物後，可能會出現神經和行為障礙，包括震顫、失眠、記憶力減退、神經肌肉、頭痛以及認知和運動功能障礙。

要添加一點油，可用噴霧油瓶噴上少許橄欖油。

全麥麵包也是指用完整穀粒磨成的細粉所製成的麵包。因為小麥胚芽成本高，所以坊間標榜全麥或小麥胚芽麵粉的產品，大多以麵粉加麩皮的方式重組，為了使這類麵包的顏色接近真正的全穀麵包，或許會添加焦糖色素。如何判斷市售全穀或全麥產品是否真的為「全穀類產品」，可以從視覺與重量來判斷。首先用視覺觀察，產品內所含穀粒有多少以及粗糙程度，用手秤試重量，全穀麵包必定有相當的重量，不可能是輕、軟、鬆、彈的質感狀態。

核對加工食品包裝上原料列表是否有「全穀」或「整粒穀物」一詞，這通常列在原料項目中第一個成分。

5. 減少鈉鹽以及各種醬料

以天然食材為主，盡量遠離加工食品。研究顯示，現代人一天中鈉的總攝取量，有70%以上來自外食和加工食品。換言之，減少外食和加工食品是減少鈉鹽攝取的重點。同時也不建議使用減鹽或代鹽的調味鹽，口味清淡才是正確的飲食態度。

6. 用堅果取代加工零食

手抓一把分量的堅果（示意圖請參考圖4-3，P.221），是地中海飲食所強調的食物之一，無論是杏仁果、腰果還是開心果，都可以製作出美味的即食點心。用堅果點心替代一般加工的零食，例如餅乾、洋芋片、米果、各種穀物棒，就可以降低熱量、糖和鈉的攝取。堅果還含有豐富的纖維和礦物質鉀，營養價值可參見下頁表1-2。

7. 遠離反式脂肪和含糖飲料

酥皮或千層的中式糕餅點心，普遍含有不益於健康的反式脂肪；含糖飲料例如瓶裝茶、咖啡、汽水、運動飲料等含有高果糖玉米糖漿。研

表 1-2　**堅果營養成分表**

30 公克	熱量（卡）	油脂（公克）	飽和脂肪酸（公克）	碳水化合物（公克）	膳食纖維（公克）	蛋白質（公克）	鉀（毫克）	ω-3脂肪酸（毫克）
杏仁果	164	14	1	6	3.5	6	205	0
巴西堅果	187	19	4.5	3	2	4	184	6
腰果	160	12	2	9	2	5	158	21
開心果	204	21	0	3.9	2	2.4	103	96
花生	161	14	0	4.5	2	7.8	197.5	
夏威夷果	159	12.8	0	7.7	3	5.7	287	60
核桃	220	22	0	5	2	5	123.5	1,884
胡桃	196	20	0	3	2	2.6	115	186
松子	190	19	1.5	4	1	4	167	57
榛子	178	17	1.3	4.7	2.8	4.2	190	36

究結果顯示，長期食用這兩種成分，恐會引發體內發炎，導致許多慢性疾病，影響心臟血管健康。

8. 食用含白藜蘆醇的食物

　　葡萄酒普遍存在地中海族裔 —— 西班牙人、義大利人、法國人、希臘人等的飲食中，但這並不代表必須飲酒。《新英格蘭醫學期刊》（*New England Journal of Medicine*）研究地中海飲食的營養專家，建議女性每天飲用一杯（3盎司左右），男性兩杯（5盎司左右）紅酒。然而飲用紅酒並不是華人的習慣，不應該只為遵循這種飲食法而開始飲酒，食用紅色或紫色葡萄也可以攝取到紅酒含有的白藜蘆醇。

9. 專心用餐

正確的飲食行為與態度也是地中海飲食中的要素之一，不要邊吃飯邊看電視，或使用手機、平板電腦。放慢進食速度，與家人、親朋好友一起專心品嘗食物，如此不僅可以享受精神上的情誼和生理需要的營養素，身體也能有充分的時間調整，平衡身體的飢餓感、飽腹感和滿足感。

10. 修正飲食內容和進食時間的習慣

晚餐進食時間距離睡覺前至少3小時以上，也就是吃晚餐的時間不要太晚。最好不要有宵夜習慣，即使非吃不可，內容務必清淡，必須避免油炸食物及滷味，這類食物尤其是鹽酥雞、滷雞翅、雞腳等含有高鹽、高飽和脂肪酸、高膽固醇，甚至有隱藏性高糖的特性。

11. 保持規律運動習慣

除修正飲食內容和進食習慣之外，地中海飲食強調充足的身體活動量。每天維持30分鐘以上的運動，或每日至少步行7,000~10,000步，絕不可缺。運動同時可以適度舒解壓力和增強腦的健康。

年長者如何
更健康？

1

年齡增長更要注意營養攝取

只需在日常飲食做微小改變，就能改善營養狀態

年長者容易出現營養不良問題

65歲以上年長者普遍會出現不少健康問題，例如免疫系統減弱和肌肉無力等，這些都與長期營養不良[1]息息相關，卻常常被忽略而誤判。

營養不良的原因可能來自生理或心理上的失調，例如有認知障礙的年長者可能會忘記進食、憂鬱、酗酒、減少與他人交往和經濟收入減少……這都有可能導致營養不良。

年長者普遍缺少9種營養素：維生素B12、葉酸、鈣、維生素D、鉀、鎂、膳食纖維、ω-3脂肪酸和水。這些營養素的缺乏，會直接或間接成為許多慢性疾病的危險因素。

註釋
1　世界衛生組織（WHO）定義「營養不良」是指營養素攝取「不足」或「過多」、必需營養素失衡或營養素利用受損。

　　然而飲食上的微小改變，例如增加蛋白質、全穀類、水果和蔬菜的攝取量，以及減少飽和脂肪酸和鈉鹽的攝取量，都可以不同程度地改善年長者的營養問題。

　　良好適度的營養對整體健康至關重要，自身以及作為年長者的照顧者，必須了解營養不良的跡象和風險，以及如何確保從飲食攝取均衡足夠的營養素。

營養不良引起的健康問題

- 免疫功能減弱，增加感染的風險。
- 傷口癒合不良。
- 肌肉無力或流失及骨質密度減少，增加跌倒和骨折的風險。
- 住院和死亡風險增加。
- 心理和情緒的失調。

導致營養不良的因素

　　導致營養不良的原因很直接 —— 飲食中攝取的必需營養素和熱量不足或過度。而營養不良通常是因生理、社會和心理問題共同造成的，以下列舉可能的原因：

1. **年齡導致的生理變化**：味覺、嗅覺和食慾通常會隨著年齡的增長而下降，導致年長者無法享受食物，保持規律的飲食習慣也變得更加困難。

2. **疾病**：疾病引發的炎症會使得食慾下降，身體處理營養素的方式也會發生變化。

3. **進食能力受損**：咀嚼或吞嚥困難、牙齒健康狀況不佳或使用餐具的能力有所限制，這些都可能導致營養攝取不足。

4. **認知障礙症**：阿茲海默症或相關認知障礙症所導致的行為或記憶問題，可能會忘記進食、無法外出採購適當的食物，或造成其他不規律的飲食習慣。

5. **藥物**：某些藥物可能會影響食慾，或營養素的吸收能力。

6. **自我診斷及服用不當藥物**：隨著年齡增長，胃酸分泌減少，很多年長者傾向自我診斷，例如自認為胃不好、胃酸過多而任意服用抗胃酸藥物，進而影響維生素 B12 的吸收。

7. **飲食限制**：因為健康狀況有異，飲食上採取某些限制，例如過度限制鹽、油脂或碳水化合物，若沒有適度調整，使得食慾下降，也可能同時導致其他營養素攝取不足。

8. **收入有限**：在經濟條件逐漸減弱下，年長者可能難以購買價位較高、有益於健康的天然食物，特別是正在服用昂貴的治療藥物，餐飲的預算就有可能在無形中被削減。

9. **減少社交活動**：獨自進餐的年長者可能不再像往常那樣享受餐點，對烹飪和進餐失去興趣。

10. **取得新鮮食物的管道受限**：行動不便的年長者無法順利外出，或距離市場太遠，不方便購買新鮮有益健康的天然食材，改用開封即食的冷凍或烘焙食品，例如麵包或泡麵充饑果腹。

11. **沮喪**：悲傷、孤獨、健康狀況不佳、行動不便和其他因素可能會導致憂鬱，使得食慾不振。

12. **飲酒過量**：無節制的飲酒會影響正常生活作息，使得三餐不定，過多的酒精會干擾身體消化和營養素吸收。

年長者容易缺乏維生素 B12

維生素 B12 是年長者最常缺乏的營養素之一。

　　維生素B12是身體很重要的營養素，除了有助紅血球的形成，在大腦、DNA合成和神經髓鞘之中都扮演著至關重要的角色。髓鞘是神經細胞的隔離層，神經衝動的傳遞速度取決於髓鞘。維生素B12也參與甲基的利用，也就是蛋白質、核酸、油脂、激素代謝的重要步驟，因此可以降低血液中同半胱胺酸$_2$的濃度。

　　缺乏維生素B12對健康的影響絕不可忽視，會導致巨球型貧血、疲倦嗜睡、心跳加速、心臟肥大、胸部疼痛、舌頭發炎紅腫、肌肉無力、躁鬱等症狀。

　　年長者出現維生素B12缺乏的機率較高，其原因不外乎是老化導致吸收率降低，飲食內容有所改變，或攝取量減少所導致。

　　首先胃酸有助於分離動物性食品中所含的維生素B12和蛋白質，將維生素B12釋放出，隨之胃黏膜細胞分泌另一種稱之為「內在因子」的蛋白質與維生素B12再度結合，以護送維生素B12至小腸末端加以吸收。而年長者高達30%患有萎縮性胃炎，這是種胃壁的慢性炎症，會減少產生胃酸的能力，因而降低維生素B12的吸收。另一種可能是胃切除，而使得「內在因子」缺乏，或是服用抗胃酸藥等藥物來阻止胃酸的產生，這些因素都會導致體內維生素B12的吸收量降低。

　　此外維生素B12必須從飲食中取得，尤其是動物性食物，例如肝臟、牛肉、豬肉、蛋、牛奶、乳酪、豬腎等。因此除了年長者之外，純素食者也是維生素B12缺乏的高風險族群。

註釋

2　同半胱胺酸（homocysteine）是一種含有硫的胺基酸，血液中理想參考值為4.45~12.42mmole/L。1992年《美國醫學會雜誌》（*The Journal of the American Medical Association*）報導，如果血液中同半胱胺酸的濃度超過15.8mmole/L，發生心肌梗塞的機率要比在理想參考值的人高出3倍左右。

年長者所攝取的熱量需精算，
但蛋白質和必需脂肪酸不能少

經常聽到吃七分飽最健康，這個觀念是正確的，更準確地說是減少熱量的攝取。有研究證明，間歇性禁食或減少25%熱量攝取可以延長壽命，但重點是避免體重超重或肥胖現象，而不是吃越少越健康。

許多年長者不敢多吃，正餐當中沒有吃對、吃夠，因而沒有飽足感、易餓，無形中會禁不起零食的誘惑，在飯後或餐與餐之間吃糕餅等甜點，於是在不自覺中攝取過多來自糖和油脂的熱量，卻沒有適度攝取體內真正需要的營養素，例如蛋白質。

年長者的飲食必須精算熱量來源，以避免肥胖，但體內的必需營養素（詳細請參考2-2篇，P.054）例如蛋白質、維生素、礦物質和優質不飽和脂肪酸絕對不能少，反而需要適度增加，因為吸收、利用率會隨著年紀增長，生理功能減弱而降低。

如何留意、改善年長者的營養狀態

生活中隨時留意年長者是否有營養不良的跡象，例如定時記錄體重、用藥習慣，計劃性地監測，也可以依據購物收據確認年長者採買的食物內容，以評估其所攝取的營養是否有偏頗而不足。面對獨居弱勢的年長者，社區應主動介入關懷，例如協助年長者購物，準備三餐，或者引入社區共餐、送餐等，以滿足年長者最基本的生理需求，甚至改善心理的健康。

年長者潛在的營養不良跡象

- 食慾不振，明顯減少攝取量或只能少量進食。

- 免疫力下降，變得容易生病，傷口不容易癒合或手術後恢復緩慢。
- 體重下降，衣服變得寬鬆、可觸摸到骨頭（尤其是背後肩胛骨下方）。
- 感覺虛弱或疲倦，整天昏昏欲睡，活動力下降，變得不愛走動。
- 下肢腫脹或積液。
- 情緒低落，經常生氣或煩躁，注意力不集中。
- 怕冷、四肢冰冷、皮膚變薄，或容易掉頭髮。

從旁介入，改善營養狀態

- 計劃飲食製備：協助計劃健康飲食或採買，例如幫忙列購物清單或一起購物，以及提供省錢的購物方案。
- 善用在地照顧資源：年長獨居者，或者同居者無法提供餐飲照護者，可申請送餐服務，由志工或醫護人員送餐並關懷年長者的狀況與需求。也可向食物銀行，以及當地社福機構尋求協助。當地社區老齡機構或社會工作者可以提供相關服務訊息。
- 餐飲社交活動：在用餐時間訪視或偶爾邀請年長者到家中用餐。鼓勵年長者參與社區成員一起用餐的社區共餐計畫。
- 鼓勵有規律的活動：陪伴年長者外出散步，或者做一些簡單的運動，即使是很輕鬆的例行運動，也可以刺激、改善食慾。
- 記錄服用的藥物：記錄藥物的種類、效用、劑量、治療計畫和可能的副作用。

Part 2

2

維持正常生理狀態需要
多少營養素

食材的顏色和種類越多越好、
加工程度越少越好

維持正常生理狀態需要61種營養素

營養素除了提供身體能量，執行正常的生理及代謝運作之外，也會直接或間接影響心理健康。人體需要61種營養素一起營運，這其中可歸類為6大類或48種必需營養素，再由這48種必需營養素來加以合成製造，達到人體所需的61種營養素，才足以支持身體正常功能。這些存在於食物中的營養素，是身體修復和生長的基石，也是調節體內生物化學過程所需的物質，對健康是必需且不可缺少的化合物。

營養素分為6大類，分別為蛋白質、碳水化合物、油脂（脂肪）、維生素、礦物質和水。營養學依據食物中主要的營養素，將食物分為5大類：

1. **蛋白質食物**：肉類、牛奶、乳製品、豆類、堅果、海鮮和蛋等。
2. **碳水化合物食物**：麵食、米飯、穀類、麵包、馬鈴薯、地瓜、水果

和糖等。

3. **油脂（通常簡稱為脂肪）食物**：食用油、奶油、堅果、種子、酪梨、橄欖油、肉類和海鮮等。

4. **維生素食物**：維生素分為水溶性維生素B群和維生素C；以及脂溶性維生素 A、D、E和K。

- 水果和蔬菜是維生素C、A和葉酸（維生素B群的一種）的良好來源。
- 全穀類是維生素B群的良好來源，尤其是胚芽部分。
- 乳製品和蛋黃是脂溶性維生素 A、D和E的來源。
- 牛奶和植物油或黃豆油是維生素K的良好來源，維生素K也可以由人體腸道內的細菌合成。

5. **礦物質（鈉、鈣、鐵、碘、鎂等）食物**：所有食物都含有某種型態的礦物質。

- 牛奶和乳製品含有豐富的鈣和鎂。
- 紅色肉類含有豐富的鐵和鋅。
- 海鮮和蔬菜（取決於生長的土壤）通常是碘的良好來源。

由上述不難理解，沒有一種食物同時含有這麼多種營養素，想要儘可能攝取到48種必需營養素的唯一途徑是：食材的顏色和種類越多越好、加工程度越少越好。

人體所需的48種必需營養素的功用

1. **水**：成年人體內水分占體重50~65%，和皮膚、呼吸、血液、腦、免疫的健康密不可分。

2. **碳水化合物**：其中葡萄糖是碳水化合物中構造最簡單的單位，更是人體第一個使用的能量來源，血糖就是血液中葡萄糖濃度。過量血

糖會轉換成體脂肪儲存、堆積在體內。

3. **膳食纖維**：也是碳水化合物的一種，其構造較為複雜，人體的腸道無法分泌可分解膳食纖維的消化酵素，所以無法轉換成能量來源。然而膳食纖維對腸道的蠕動、廢物排泄和健康有著極為重要的功能。

4. **油脂**：除了提供能量，還可以輔助脂溶性營養素和物質的吸收。油脂分成「不飽和脂肪酸」和「飽和脂肪酸」。「不飽和脂肪酸」被視為有益於身體健康的油脂，其中 ω-3 脂肪酸和 ω-6 脂肪酸稱之為必需脂肪酸，尤其是 ω-3 脂肪酸具抗發炎效能，有益於心臟、血管和腦的健康。但過多的 ω-6 脂肪酸會導致炎症，所以 ω-3 脂肪酸和 ω-6 脂肪酸兩者之間必須要有適度的攝取比例，1:1~4:1 為宜。反之若攝取過量「飽和脂肪酸」會增加血脂濃度，需適量。

5~13. 9 種必需胺基酸[1]：

食物中的蛋白質分解成胺基酸後才能被人體利用，是組成肌肉、毛髮、皮膚、細胞膜、建構免疫系統的主要原料。構成人體的胺基酸共有 20 種，而其中 9 種必需胺基酸人體無法自行合成，必須從飲食中攝取。

註釋

1　人體所需的胺基酸有 20 種，分為 9 種「必需胺基酸」與 11 種「非必需胺基酸」。9 種必需胺基酸包括：苯丙胺酸（phenylalanine）、纈胺酸（valine）、蘇胺酸（threonine）、色胺酸（tryptophan）、甲硫胺酸（methionine）、白胺酸（leucine）、異白胺酸（isoleucine）、離胺酸（lysine）和組胺酸（histidine），這些是人體生理上所必需的胺基酸，但人體無法自行合成，必須經由食物中攝取。對 10 歲以上及成年人而言的必需胺基酸有前 8 種，嬰兒至 10 歲以下兒童需要另加組胺酸（histidine）成為 9 種必需胺基酸。11 種非必需胺基酸分別為：丙胺酸（alanine）、精胺酸（arginine）、天門冬醯胺（asparagine）、天門冬胺酸（aspartic acid）、半胱胺酸（cysteine）、麩胺酸（glutamic acid）、麩醯胺酸（glutamine）、甘胺酸（glycine）、脯胺酸（proline）、絲胺酸（serine）和酪胺酸（tyrosine）。雖名為非必需胺基酸，但並不代表不需要，而是當飲食中這類胺基酸攝取不足時，體內可以利用其他胺基酸加以轉化。

14~35. 22種礦物質：

(14) 鈉 *$_2$（sodium）：鈉是細胞外液的主要陽離子，和體液平衡有關。

(15) 鈣 *（calcium）：鈣和骨質密度、牙齒、肌肉收縮、神經傳遞質有密切關係。

(16) 鎂 *（magnesium）：體內300多種生化反應都需要鎂，包括維持神經、肌肉、免疫系統的正常功能，保持心跳穩定，骨骼健康，有助於血糖調節。

(17) 鉀 *（potassium）：作為電解質，有助於體液平衡。

(18) 磷 *（phosphorus）：成年人平均含有約0.7公斤的磷，約85~90%的磷存在於骨骼和牙齒中，其餘的在軟組織和細胞外液中（~1%）。

(19) 氯（chlorine）：氯在皮膚、皮下組織和骨骼中的儲存量有限，占血液中帶負電荷的陰離子的三分之二。氯化合物$_3$在細胞外液的滲透壓以及酸鹼平衡中扮演重要功能。血液中的氯含量過多會造成脫水現象。

(20) 硫（sulfur）：身體需要硫來建構和修復DNA，並保護細胞免受癌細胞損害。硫有助於食物代謝，以及皮膚、肌腱和韌帶的健康。體內大部分的硫存在半胱胺酸和甲硫胺酸兩個胺基酸之中。

(21) 銅（copper）：銅缺乏會出現類似貧血的症狀、中性粒細胞減少、骨骼異常、色素減退、生長受損、感染率增加、骨質疏鬆症、甲狀腺功能亢進以及血糖和膽固醇代謝異常。

(22) 鐵（iron）：體內大約70%的鐵存在於紅血球細胞中的血紅蛋白

註釋

2 標*的5種礦物質是主要礦物質，人體需要量較多，其餘的17種礦物質需要量極少，所以稱之為微量礦物質。微量礦物質不得過量，稍微過量很容易中毒。換言之，藉由均衡飲食即能足夠攝取人體所需的量，不要輕易自行服用微量礦物質補充劑，若是治療需求，務必按照醫囑處方。

3 氯化鈉是最常見的氯化合物，也就是食鹽，1分子食鹽由40% 鈉和60% 氯組成。

中，是製造血紅蛋白所必需的營養元素。紅血球細胞負責將氧氣輸送到全身細胞，因此血液中鐵含量過高或過低，都會導致嚴重的健康問題，例如貧血。

(23) 碘（iodine）：對於合成甲狀腺素的甲狀腺激素至關重要，碘缺乏會導致甲狀腺腫大。

(24) 氟（florine）：以氟化鈣的形式存在於骨骼和牙齒中，有助於減少蛀牙、強健骨骼，亦能降低更年期婦女骨質疏鬆的風險。

(25) 鋅（zinc）：對於蛋白質合成和細胞分裂至關重要。

(26) 鉻（chromium）：鉻在胰島素的作用中極為重要，胰島素是一種調節碳水化合物、脂肪和蛋白質代謝和儲存的重要激素。

(27) 硼（boron）：維持細胞壁的完整性。

(28) 鉬（molybdenum）：鉬輔因子缺乏症是一種以腦功能障礙（腦病）為特徵的罕見疾病。

(29) 鎳（nickel）：鎳的需要量極少，可增加激素活性並參與油脂代謝。鎳存在於土壤、水、堅果、豆干和巧克力。鎳也可能是大腸中細菌的必需營養素，是一種益生質（prebiotics）[4]。

(30) 鈷（cobalt）：參與紅血球細胞中血紅蛋白的生成，以及髓鞘的形成，在神經系統的平穩運作中具不可或缺的作用。鈷有助於治療貧血以及由感染引起的疾病。人體不能合成鈷，必須從食物中獲取，例如高麗菜、生菜等十字花科蔬菜，大麥、燕麥等全穀類，以及乳製品、肉類、魚、牡蠣和雞蛋。再者，維生素B12的構造中含鈷，飲食中攝取足夠維生素B12的同時，也可滿足體內對鈷的需求。

(31) 錳（manganese）：錳是結締組織、骨骼、凝血因子和性激素的組

註釋

4　益生質指無法被人體吸收，但卻可作為體內益生菌的食物，有助益生菌生長的物質。例如蔬菜、水果、全穀類和根莖類等所含有的豐富膳食纖維。

成成分。能幫助油脂和碳水化合物代謝、鈣吸收和血糖調節，也是大腦和神經系統正常運作所必需的元素。

(32) 硒（selenium）：為減少抗氧化酶的輔助因子，是種抗氧化劑。

(33) 矽（silicon）：關係著指甲、頭髮、骨骼和皮膚組織的健康。

(34) 錫（tin）：和腎上腺功能有關，腎上腺是體內的重要腺體之一，控制心臟功能。錫缺乏會導致心臟功能不全、呼吸困難、哮喘、疲勞和憂鬱。

(35) 釩（vanadium）：適量釩可能可以降低第二型糖尿病患者的血糖濃度，並提高對胰島素的敏感性，及降低血清總膽固醇和壞膽固醇（LDL）濃度。

36~48. 13種維生素：

其中維生素D和K可以在既定的條件下在體內自行合成，剩餘的11種維生素必須從飲食中攝取。

(36) 維生素A：和視覺調整有關，缺乏時會導致夜盲症，同時影響生長、免疫功能，且能維持男性和女性生殖器官的性功能。

(37) 維生素D：調節多種基因和鈣的吸收。在紫外線照射下皮膚可以自行合成，經常身處室內，就可能會出現缺乏現象。

(38) 維生素E：對視力、生殖以及血液、大腦和皮膚健康都很重要，具有抗氧化特性。

(39) 維生素K：又稱為凝血維生素，在血液凝結中扮演重要角色。腸道下部的細菌也可以製造維生素K，因此缺乏的可能性不大，除非經常濫用抗生素，進而影響腸道細菌生態，就有可能導致維生素K缺乏。

(40) 維生素C：人體需要維生素C來生長和修復身體各個部位的組織，形成膠原蛋白，用於製造皮膚、肌腱、韌帶和血管，能幫助癒合傷口形成疤痕組織，修復和維護軟骨、骨骼和牙齒，且幫助鐵的吸收。

(41~48)　維生素B群：有8種，其中包括B1（thiamine，硫胺素）、B2（riboflavin，核黃素）、B3（niacin，菸鹼酸）、B5（pantotheni，泛酸）、B6、B7（biotin，生物素）、B9（folic acid，葉酸）、B12。在人體生理功能上扮演多種且重要的功能，是代謝過程的關鍵輔助因子，或代謝過程所需的前驅體[5]。

表 2-1　維生素 B 群的生理功能

維生素 B	生理功能
維生素 B1、B2、B3、泛酸、生物素	與能量代謝有關。
維生素 B12、B6、葉酸	與血液中健康紅血球形成有關。
維生素 B6	與蛋白質代謝有關。

某些特殊情況下需要補充維生素 B 群

　　總結上述表2-1的功能，當一個人生活中出現壓力、慢性疲勞等狀況，建議可以服用維生素B群補充劑，加強能量代謝，加速恢復。這些特殊情況包括：

- 生病，包括感冒。
- 局部或全身麻醉。
- 精神或生活壓力增加。
- 女性生理期。
- 飲酒。
- 攝取高熱量和高蛋白飲食（大魚大肉）後。

註釋

5　前驅體在生物化學中，指代謝途徑中為一種化合物之前的另一種化合物，經由反應會生成另一種物質，例如蛋白質前驅體。

　　維生素B群是水溶性，不需搭配油脂吸收，所以飯前飯後都可以服用。維生素B即使過量也會隨著尿液排出，使尿液呈現黃色，因此較脂溶性維生素安全，不會因過量而積存在體內。

Part 2

3

年長者該瘦一點，還是胖一點？

健康要保留肌肉，而不是體脂肪

肥胖不再是福態

有媒體人建議年長者不能太瘦，要活得長壽就得胖一點。正確的觀念應該是肌肉不能太少，絕對不是儲存過多的體脂肪。

肥胖[1]是年長者日益嚴重的問題，美國65歲至74歲之間，有三分之一以上的男性，和大約40%的女性，被認為是肥胖。1999~2000年臺灣老人國民營養健康狀況調查，其中有2,432名年長者接受健康檢查，顯示年長者整體的肥胖盛行率為17.2%，女性年長者的肥胖盛行率為

註釋

1 肥胖的定義最普遍採用的判斷指標是採用個人身高和體重換算出來的「身體質量指數」，或稱為BMI（Body Mass Index），當BMI小於或等於24.9歸類於「理想範圍」，25~29.9歸類為「體重超重」，等於或大於30則歸類為「肥胖」。但這個判斷指標無法區分其體重是來自肌肉或體脂肪。

21.4%，明顯高於男性的13.6%。2013年中國針對31個省（市、自治區）進行第四次中國慢性及危險因素監測結果顯示，60歲以上年長者肥胖率為13.2%，女性高於男性。

肥胖不再如物資缺乏年代所認為的是福氣的表徵，體脂肪比例過高，是導致心臟血管疾病、糖尿病、癌症和其他慢性病的危險因素，尤其是「代謝症候群」[2]的重要危險因素之一。慢性疾病影響生活品質，更是年長者非常重要的健康風險因素之一。隨著肥胖指數的增加，罹患慢性疾病的風險也會倍數增加。

減肥絕不是年輕人的專利，年長者仍需減「肥」，但重點是要減「體脂肪」，絕不是一味減重的同時減掉「肌肉」。

評斷肥胖的指標

▶ 身體質量指數（BMI）

沒有任何一個數字指標可以完全反映一個人的實際健康狀況。但現代人處在使用各種圖表、數據和其他度量來評估理想健康定義的時代。臨床醫學上醫師或醫療保健人員通常會在例行體檢時，依個人的身高和體重換算出「身體質量指數」或稱為BMI（Body Mass Index），作為評估一個人體重的指標。

BMI的公式：
BMI = 體重（公斤）÷ 身高（公尺）^{2}

註釋

2 代謝症候群是一組包括高血壓、高血糖、腹部脂肪堆積過多、血清膽固醇或甘油三酯濃度異常同時發生的代謝異常狀態，會增加罹患心臟病、中風和第二型糖尿病的風險。

　　BMI的理想範圍是18~24.9，大於25尤其是大於30時死亡率會急速增加，這也就是為什麼營養和醫療專業人員建議，BMI維持在18~24.9之間最為理想（參考圖2-1）。

▌ 表2-2　身體質量指數（BMI）的分界線

	WHO 身體質量指數（BMI）	亞洲人身體質量指數（BMI）
體重過輕	< 18.5	< 17.5
正常體重範圍	18.5~24.9	17.5~22.9
體重超重	25~29.9	23~27.99
肥胖	> 30	> 28

▌ 圖2-1　隨著體重增加，死亡風險也會增加

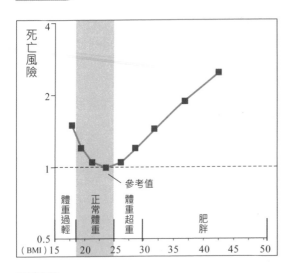

資料來源：

Body mass index and cause-specific mortality in 900,000 adults: collaborative analyses of 57 prospective studies(2009). *The Lancet*, 373(9669), 10831-1096.DOI: https://doi.org/10.1016/S0140-6736(09)60318-4.

Berrington de Gonzalez, et al., (2010). Body-Mass Index and Mortality among 1.46 Million White Adults. *The New England Journal of Medicine*. 363, 2211-2219.DOI: 10.1056/NEJMoa1000367.

▶ 腰圍

然而BMI無法區分體重是來自肌肉還是體脂肪，同等重量的脂肪和肌肉，會呈現完全不同的外觀（參考圖2-2）。年紀漸長後體內脂肪的聚集處和年輕人不一樣，即使體重沒有明顯變化，但不代表體脂肪率一樣。在亞洲地區（臺灣、中國、日本等），肥胖主要呈現在腰圍上，也就是脂肪堆積在腹部，稱之為「中心型肥胖」。因此除了BMI值，也會建議年長者搭配腰圍測量值，來判斷是否有脂肪過度堆積的問題（參考圖2-3）。

◤ 圖 2-2 ┃ **同重量的脂肪與肌肉，外觀呈現完全不一樣**

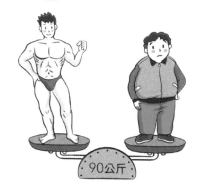
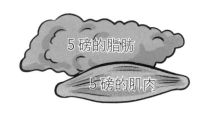

5 磅的脂肪

5 磅的肌肉

90公斤

◤ 圖 2-3 ┃ **腰圍顯現出腹部脂肪堆積的程度**

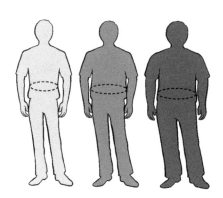

表 2-3 ┃ 亞洲各國中心型肥胖定義

國家	男	女
臺灣	＞90 公分（35.4 英寸）	＞80 公分（31.5 英寸）
中國	＞85 公分（33.5 英寸）	＞80 公分（31.5 英寸）
日本	＞85 公分（33.5 英寸）	＞90 公分（35.4 英寸）

※1：日本在性別上和許多國家相反，男性腰圍指標較低，而女性較高。

※2：每個人的體型都有差異，重要的是不要讓腰圍日漸增加。

　　正確的腰圍測量方法是不要收腹，男性用捲尺放在腰部肚臍的位置，女性的位置是肚臍上方一吋。亞裔男性腰圍若超過33.5英寸，女性腰圍若超過31.5英寸，就有可能是內臟脂肪過多的徵兆之一。

體脂肪率會隨著年齡而增加

　　人體由脂肪、肌肉組織（包括器官）、骨骼和水所組成。30歲之後，肌肉、肝臟、腎臟和其他器官都可能會失去一些細胞組織，反之體內脂肪量會穩定增加。與年輕人相比，年長者體內的脂肪量可能會增加近三分之一。而且年長者的脂肪組織會朝著身體的中心、內臟器官周圍累積（參考圖2-4），而緊貼在皮膚下的脂肪層卻變少。男性和女性的總體重量變化各不相同，男性通常會在55歲左右之前增加體重，而後開始減輕，這可能與男性睪丸激素下降有關。女性通常在65歲之前體重增加，然後開始減輕。生命後期體重減輕的原因是，體脂肪增加但肌肉組織卻逐漸流失（肌肉衰減症），然而同體積脂肪的重量小於肌肉。

　　隨著身體老化，不但體內總脂肪量比例升高（參考圖2-5），脂肪分布區域也會產生變化，最顯而易見的是開始堆積腹部脂肪，特別是「內臟脂肪」，對健康造成傷害。

圖 2-4 隨著年齡增長脂肪會朝著身體中心累積

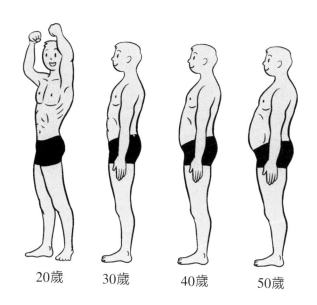

20歲　　30歲　　40歲　　50歲

圖 2-5 身體組成會隨著年齡增長而改變

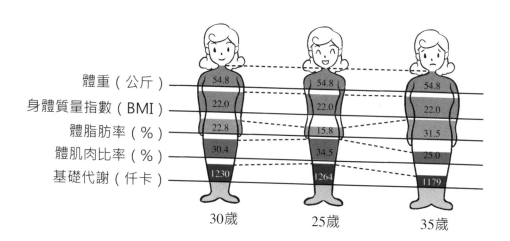

體重（公斤）	54.8	54.8	54.8
身體質量指數（BMI）	22.0	22.0	22.0
體脂肪率（%）	22.8	15.8	31.5
體肌肉比率（%）	30.4	34.5	25.0
基礎代謝（仟卡）	1230	1264	1179

30歲　　　　25歲　　　　35歲

過多的體內總脂肪會對健康造成傷害

體內總脂肪包括「內臟脂肪」和「皮下脂肪」（參考圖2-6）：

「皮下脂肪」位於皮膚下方，是身體任何部位（包括腰部周圍）可用手指捏住的脂肪。雖然兩種脂肪類型相比，內臟脂肪對健康的危險性較大，但過多的皮下脂肪也不是好現象。

「內臟脂肪」是包裹在體內深處腹部器官周邊的脂肪。無法感覺到或看到，即使腹部很平坦，但內臟脂肪仍然存在，只有昂貴的掃描儀器才能測量出體內存有多少腹部脂肪。

與皮下脂肪相比，過多的內臟脂肪會導致嚴重的健康問題，因為內臟脂肪會產生某些蛋白質和激素，這些蛋白質會刺激人體的組織和器官引起發炎，並使血管內壁狹窄損害動脈，致使血壓升高引起其他心臟血管問題。這些引起體內發炎的蛋白質進入肝臟，也會對糖和脂肪的分解代謝產生負面影響，從而增加了罹患胰島素阻抗的第二型糖尿病、心臟血管疾病、阿茲海默症、中風和高膽固醇血症等風險。

圖 2-6　內臟脂肪與皮下脂肪的分布

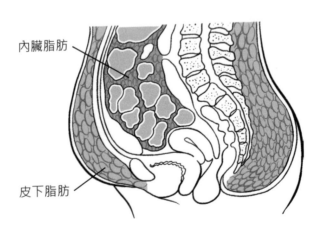

內臟脂肪

皮下脂肪

　此外，隨著老化，骨質會逐漸流失，骨髓內的脂肪含量會增加並逐步填滿流失的空間，這使得年長者面臨較高的骨折風險，甚至高於低骨質密度造成的骨折風險。

減少體脂肪率的方法

　健康飲食和運動習慣對於每個人一生的體重變化有著極大的影響。減少內臟脂肪最好的方法仍然是運動，每天進行中度有氧運動至少30分鐘，可以有助於減少內臟脂肪和皮下脂肪。

　研究顯示，體內具有足夠的鈣和維生素D也有助於減少內臟脂肪的堆積。因此，建議飲食中攝取足夠的羽衣甘藍和菠菜類的深綠葉蔬菜，以及豆腐、沙丁魚、優酪乳和牛奶等富含鈣的食物。

　反之，某些食物會使得腹部內臟脂肪增加，其中之一就是反式脂肪，普遍存在於肉類、糕餅、烘焙與油炸食品及加工食品中。其次是添加了高果糖玉米糖漿的飲料甜食：包括手搖飲料、蘇打飲料、糖果，以及各種添加高果糖玉米糖漿以增加甜度與口感的加工食品。因此，購買或食用任何加工食品前務必要核對食品標籤上的營養成分標示，避免含有「部分氫化油」或「高果糖玉米糖漿」的成分。

Part 2

4

8 種加速老化的不健康生活行為

年長者需要改掉不健康的生活方式，來保護日漸衰弱的身體

　　不健康的生活行為被定義為在日常生活中不經意持續著，對人體健康產生危害的某些行為，例如抽菸、不運動、長期攝取不健康的加工食品以及不維持理想體重等。保持規律身體活動、攝取健康飲食、戒菸和維持理想體重，這些生活模式可以有效避免或延緩年長者的健康風險。

　　年長者需要執行健康的生活方式來保護日漸衰弱的身體，這對長期以來已建立不良習慣的年長者來說或許很難做到，家人和家庭護理人員更應協助年長者建立健康的生活習慣。

▶ 以下介紹 8 種建議修正的不健康生活行為

1. 攝取過多飽和脂肪酸

　　日常攝取的食物內容無論在數量或質量上都會影響身體的組成。尤其含飽和脂肪酸高的飲食會增加血清高膽固醇、高血壓和嚴重心臟血管

疾病的風險。年長者飲食很容易傾向高脂肪食物，像是酥皮糕點、油煎麵食、小籠包或肉丸等，家人或照顧者應準備飽和脂肪酸含量低的食物，增加水果和蔬菜的攝取。

2. 久坐不動的時間過多

保持身體規律的活動是維持年長者健康的最佳方式之一。久坐不動的生活方式，尤其是體重超重，會對關節和骨骼帶來額外的負擔，也會增加罹患糖尿病和其他慢性疾病的風險。規律的運動增加能量的消耗，刺激肌肉組織，從而建立更好的肌肉組成和較低的體脂肪率。增加日常活動量，例如在住家附近散步或做伸展運動，對心臟血管、整體健康和維持理想體重都極為重要。

3. 抽菸

抽菸或使用其他種類的菸草製品與多種嚴重健康問題有關，例如心臟和肺部疾病。存在於香菸、雪茄內的尼古丁具有讓中樞神經興奮的作用，可使心跳加快、血壓升高，雖能短暫促進思考以及使身體活動加速，但根據美國疾病預防控制中心的數據，抽菸除了直接降低呼吸系統和相關活動系統的功能，增加肺癌等呼吸道疾病的風險之外，其對身體內部所有器官都會有負面影響，尤其是增加罹患心臟病的機率。抽菸者患有心臟病的機率甚至大於肺癌，絕對是一種需要戒除的不健康習慣。

4. 長時間獨處

不少年長者是獨自一人居住，大部分的時間都是自己一個人，這會增加罹患憂鬱症的風險。家人應盡量陪伴並鼓勵年長者多與朋友交流。

5. 依賴止痛藥

患有持續性疼痛例如關節炎的年長者，經常依靠止痛藥來緩解疼

痛。過度服用這些藥物會出現副作用，包括潰瘍。因此必須要遵從處方，管控止痛藥的服用。

6. 飲酒過量

經常飲酒可能導致酒精依存性，會對認知功能以及肝、胃等身體器官產生負面影響。過量飲酒有可能引起酒精中毒，出現多種負面反應，包括言語含糊不清、行動不穩、頭痛、胃痛、沮喪、宿醉，有些人甚至會出現暴力傾向，攻擊性變強。大量飲酒可能會引發心肌梗塞，或者酒醉者嗆食嘔吐物導致窒息，而有死亡的風險。

7. 睡眠品質不良

睡前吃大餐、宵夜或睡前看電視等不良習慣會導致睡眠品質不佳。建立健康的飲食和睡眠習慣，例如清淡適量的晚餐和睡前進行沉靜的活動，並將寢室燈光轉弱。這些習慣可以提高睡眠品質，從而降低因睡眠不足或品質差而導致的健康風險。

8. 壓力管理不善

心理壓力會對身體、情緒和生理健康產生重大影響。找出健康的壓力管理方式，例如說出心裡感受、寫日記、做瑜伽、進行放空靜思，或諮詢專業人員。

Part 2

5

適度運動可延緩 34 種健康問題

每日 90 分鐘，走 9,000 步，換得 90 分的健康，有尊嚴地活到 90 歲

　　缺乏運動是導致34[1]種慢性疾病的主要原因，其中對年長者影響最為顯著的是肌肉流失加快，出現肌肉衰減症，使得肢體活動失調，增加跌倒、骨折的風險。缺乏運動也會增加肥胖機率，而肥胖會增加心臟血管疾病、高血壓、中風、糖尿病等各種問題，血管內的內皮細胞也比較容易發炎，使得收縮、舒張的功能受影響，出現內皮功能異常。

　　任何程度的運動都有益於健康，規律運動可以增強肌肉、心肺功能、平衡、腦部供氧及養分、潤滑關節軟骨組織、減少體脂肪堆積、增

註釋

1　包括加速衰老／早逝、心肺功能降低、肌肉衰減、代謝綜合症狀、肥胖、胰島素阻抗、糖尿病前期、第二型糖尿病、非酒精性脂肪肝、冠心病、周邊動脈疾病、高血壓、中風、充血性心臟衰竭、內皮功能異常、動脈血脂異常、深層靜脈血栓、認知功能障礙、憂鬱和焦慮、骨質疏鬆、關節炎、身體平衡差、骨折／跌倒、類風溼關節炎、結腸癌、乳腺癌、子宮內膜癌、妊娠糖尿病、子癇前症、多囊卵巢綜合症、疼痛、憩室炎、便祕和膽囊疾病。共34種。

加食慾，更重要的是享受自我和身體相處的時間。

尤其對年長者而言，就算只是每天20分鐘的走路，只要持續進行，就可以降低罹患上述34種慢性疾病的機率，即使是慢性疾病的患者，也可以藉由運動延緩病情。

運動可提供生理和心理的益處

運動可以在短時間內就改善生理和心理狀態，有助於維持長期身體健康、提高生活品質。每天只要運動20~30分鐘，可以享有下列益處：

- 降低心臟病發作的風險。
- 有效地管理體重。
- 降低血清低密度脂蛋白（壞）膽固醇濃度。
- 降低第二型糖尿病和某些癌症的風險。
- 降低血壓。
- 強化骨骼、肌肉和關節，並降低跌倒和骨折的風險。
- 感覺精力充沛、改善情緒、感覺輕鬆、睡眠品質更好。
- 思緒更清楚，即使只是走路20分鐘，也可以使腦功能更活躍（參考圖2-7）。

研究證實，運動除了健身，更有助於改善憂鬱，增進心理健康。運動會改變大腦中影響情緒的化學物質，例如血清素、腦內啡和壓力激素的濃度。同時可阻斷負面情緒、分散對日常煩惱的注意力，幫助改善心情，也能改善睡眠品質。與他人一起運動，更可以增加社交聯誼的機會。

▌圖 2-7 │ 靜坐 vs 走路的腦部狀態

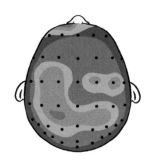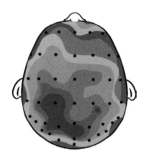

靜坐　　　　　　　走路20分鐘之後

20 位學生參加同一試驗，走路 20 分鐘後，與靜坐者的腦部對照，右圖顯示活動可以激發腦部。
資料來源：Research/Scan Compliments of Dr. Chuck Hillman, University of Illinois

🗟叮嚀 與自己的身體相處

作者的瑜伽老師在每次課程結尾行合十禮時，會要大家輕聲對自己說兩次「我以極大的尊重和愛，愛我的內心和內在導師」（With great respect and love, I love my heart and my inner teacher）。這是一種感恩的自我對話。

不同運動類型，有著不同的功能

運動主要有4種類型（參考下一頁，圖2-8），包括：

1. 耐力或有氧運動

可增加呼吸和心跳率，促進心臟和肺部功能。這類型運動包括：步行、慢跑、跑步、游泳、散步、騎自行車和跳舞等。這些運動可以同時活動肢體手臂和腿的大塊肌肉。

圖 2-8 | **4 種運動類型**

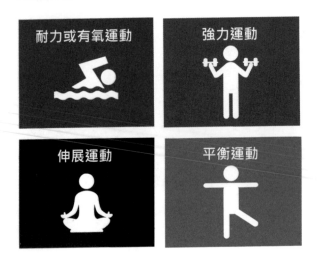

2. 強力運動

　　強力運動看似不適合年長者，但對年長者極為重要。使用重量的阻力運動，可增強骨骼和肌肉強度，例如：伏地挺身和仰臥起坐、舉重、爬樓梯，可以改善肌肉的量、強度和耐力。跑步、步行、跳繩和舉重等運動，可以增加腳、腿或手臂對於身體的支撐強度，當四肢肌肉擠壓骨骼，有助於加強骨骼強度。常見的強力運動輔助工具是啞鈴，家裡若沒有啞鈴，可以依個人手臂肌肉的強度，使用裝水的水瓶或厚重的書取代（一瓶 500c.c. 瓶裝水重量相當 1 磅）。

　　再者，深蹲是一個隨時隨地可以進行，最方便的運動。主要是加強下半身臀肌和大腿股四頭肌。年長者可以背靠牆壁或是手扶欄杆，緩慢下蹲，慢慢增加能夠下蹲的深度。

　　這類型的運動若是同時能增加心臟和肺的工作量，也可以被視為有氧運動。例如跑步既是有氧運動也是增強骨骼的強力運動。但對大部分年長者而言，跑步較不適合，走路是最簡單且安全的運動。因膝關節間

題而上下樓梯有困難者，不妨走有坡度的道路，可以增加心肺功能。

3. 平衡運動

有助於預防跌倒，跌倒是年長者常見的健康傷害。可嘗試單腿站立，將另一條腿抬到身體側面或身後；或一腳後跟放在另一腳趾前面，宛如走鋼絲一樣地走直線；甚至不用手支撐就可以從椅子上站起來和坐下，這些都是訓練平衡的運動。平衡運動看似不容易，事實上並不難，主要是重心的轉換，開始時只要有專業人員稍加指導、不斷練習，就很容易達到。尤其是從椅子上站起來和坐下時不需手的支撐，可同時鍛鍊大腿及背部肌肉的強度。

4. 伸展運動

有助於提高肌肉、關節的靈活性和移動能力。瑜伽有7種以上的等級，最初級的瑜伽只是緩慢而有節奏地做伸展動作、加強姿勢和調整呼吸方式，可改善平衡、靈活性、柔軟度、穩定性和肌肉力量，對年長者而言是降低跌倒風險的絕佳方式。

伸展肌肉和筋膜有益健康

經常聽到「拉筋」有益於健康，但拉筋指的是伸展「筋膜」，而不是一般稱為「筋」的「韌帶」。筋膜是由膠原蛋白與彈性纖維組成的結締組織，筋膜包覆在肌肉外。肌肉是由一束一束的肌肉纖維組成，包覆在最小的肌肉纖維束是「肌內膜」，接著包圍肌束的稱為「肌束膜」，包圍整條肌肉的是「肌外膜」，最外層稱之為「深筋膜」。這些構造在煮熟牛腱肉的橫斷面可以清楚看見（參考下一頁，圖2-9）。因此，伸展運動例如瑜伽是伸展肌肉和筋膜且強化韌帶，但不是伸展韌帶。

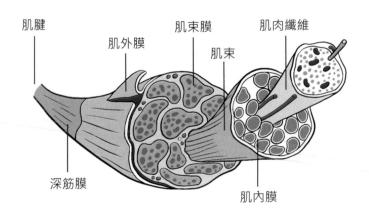

圖 2-9　筋膜與肌肉的橫斷面

肌腱　　肌外膜　　肌束膜　　肌束　　肌肉纖維　　深筋膜　　肌內膜

韌帶是一種纖維結締組織，將骨與骨連接在一起，讓所有的骨骼結構保持連結並維持穩定。過度拉伸韌帶（例如慣性扭傷腳踝），會使得關節無法在安全活動範圍內支撐身體和維持身體穩定性。簡而言之，所謂拉筋的伸展運動，主要是強化肌肉，絕對有益於健康。

任何種類和強度的運動對年長者都有益

▶ 運動強度級別

所謂運動強度級別取決於身體肌肉、肺和心臟，必須付出多大的工才能完成活動。同樣的活動量，較不健康的人通常比健康的人需要做更多的工。因此，對一個經常運動的人而言是輕度活動，但對另一個不常運動的人來說，就可能是中等強度。中度和強度的有氧運動，比輕度運動更有益於心臟，但即使僅僅是輕度活動也比完全沒有活動要來得好。

輕度運動

指的是日常活動，例如散步，或提輕物走路，心臟、肺部和肌肉參與輕度活動不需要費太多的力。

中等強度運動

心臟、肺部和肌肉費的工比輕度活動多，呼吸和心跳率都會明顯增加。若將強度用0到10的等級顯示，中等強度活動的等級是5或6。一個進行中等強度運動的人可以同時說話，但無法歌唱。

高強度運動（劇烈運動）

這程度的運動會使心臟、肺部和肌肉工作量明顯增加。若將強度用0到10的等級顯示，高強度運動的等級是7或8。進行劇烈運動的人在不停急促呼吸的情況下，無法同時輕鬆說話。

▶ 建議的運動量

- 每天至少30分鐘的中等強度運動可保持健康，並減少慢性疾病的風險。
- 1週內大部分時間，最好隨時都保持活躍的輕度活動。
- 每週累積150至300分鐘（2.5至5小時）的中等強度的運動，或75至150分鐘（1.25至2.5小時）的高強度身體運動，或中等強度和高強度運動的組合。
- 每週至少兩天進行一次增強肌肉強度活動（強力運動）。

有下列狀況在運動前先諮詢醫師

- 運動時出現胸部疼痛現象。
- 經常暈厥或有嚴重頭暈現象。

- 適度運動時出現呼吸困難。
- 具高風險心臟血管疾病者。
- 患有糖尿病，血糖控制不穩定者。

養成運動習慣，從簡單活動開始

倘若還沒有運動的習慣，可以先從簡單的活動開始，只要有進行任何活動或運動，總比什麼都不做得好。先從養成運動習慣開始，而後逐漸增加到建議量。最輕鬆的運動是走路，不妨從每日4,000步開始，將目標定在每日90分鐘，走9,000步，換得90分的健康，有尊嚴地活到90歲。

也可以從改變生活習慣開始，例如將開車改成步行或騎自行車。搭乘公共交通運輸如捷運或公車時，可以提早一站下車，然後剩餘路程用步行到達目的地，如此可逐漸增加日常活動量。

📖叮嚀　將運動項目納入年長者的保健醫療中

在整個醫療體系中還沒有協助年長者的運動項目之前，無論是年長者自身或家人，都務必設法協助進行規律、簡單的伸展運動。尤其是長期不外出者，希望未來能有到府協助年長者運動，這對整個社會的利益不亞於社區共餐。

Part 2

6

年長者更需要戒菸

戒菸永遠不會太晚，
一旦停止抽菸身體可以立即開始自我修復

香菸對健康的影響極大

菸草所含的尼古丁在短時間內可能有助於反應、學習和記憶，但抽菸會增加罹患心臟疾病的風險。心臟病的危險因素與認知障礙風險增加有關，一項大數據分析研究發現，現行抽菸者罹患認知障礙症、阿茲海默症、血管性失智症和認知能力下降的風險較高。

除了尼古丁之外，香菸煙霧是一種含有7,000多種化合物的劇毒物質，無論是透過吸入燃燒的香菸產生的第一手菸，或來自空氣中揮之不去的二手菸，其中含有毒、致癌或兩者兼有的有害化學物質包括：

- 苯（benzene）：常用於殺蟲劑和汽油。
- 甲醛（formaldehyde）：用作防腐。
- 氰化氫（hydrogen cyanide）：德國納粹使用的神經毒氣。
- 一氧化碳（carbon monoxide）：汽車排放的廢氣，大量會致命。
- 砷（arsenic）：用於老鼠藥。

　　抽菸的同時會吸入上述有毒混合物而產生大量自由基，導致細胞損傷並消耗體內必需的維生素和礦物質，使得全身所有內臟器官都處於傷害之中。

抽菸對身體的損害

- 增加高血壓、心臟病和中風的可能性。
- 增加肺、喉和口腔癌的風險。
- 降低生育力。
- 由於皮膚血液供應量減少，而導致提早衰老。

　　戒菸可以在短時間內降低以上風險，儘管年長者很難改掉這個不良生活習慣，仍應諮詢醫師，找到有效的戒菸方法。

> **▣叮嚀 抽菸會使皮膚老化**
>
> 由於抽菸產生的自由基會干擾膠原蛋白，因而導致所謂的「抽菸者皺紋」。膠原蛋白是一種負責生長和修復體內細胞的蛋白質，從皮膚、肌肉、韌帶，到血管的一切都有膠原蛋白。一旦失去膠原蛋白，皮膚會失去彈性，使得抽菸者的皮膚比起一般人更為鬆垮，也容易產生皺紋。

抽菸會明顯消耗三種維生素

　　抽菸時會增加體內的自由基，自由基會導致器官、細胞、組織損傷，從而導致心臟病和癌症等多種疾病。

　　抗氧化劑能夠向自由基提供電子而不會失去分子完整性。透過這種

方式，可以減緩自由基對身體的傷害。科學已確定有超過7,000種抗氧化劑，有些可在人體內自然產生，有些需從食物獲取。

　　食物中維生素A、C和E是三個重要的抗氧化劑，可以在自由基造成傷害之前加以中和，並有助於抵抗體內的炎症和毒素，對強化免疫功能至關重要。這三種維生素在抽菸者體內明顯被大量消耗。

維生素 A

　　這是種脂溶性維生素，具有抗氧化活性，可以中和硫自由基，並與過氧自由基結合使其穩定。因此，維生素A能夠抵消抽菸者體內大量自由基，降低其所造成的損害。

維生素 C

　　維生素C是一種水溶性維生素，與脂溶性維生素不同，身體無法儲存水溶性維生素，必須從每天的飲食中獲取。即使是輕微維生素C缺乏也可能使生理功能出現缺失。

　　研究發現，抽菸者或接觸二手菸者血液中的維生素C濃度較低。抽菸者每天需要比不抽菸者多攝取35毫克的維生素C。2017年的一項研究發現，飲食中含豐富維生素C，可使女性吸菸者罹患肺癌的風險降低26%。但吞服維生素C補充劑並不能降低罹患癌症的風險，因此從飲食中攝取足量的維生素C極為重要。

維生素 E

　　維生素E可幫助人體構建紅血球細胞並增強免疫功能，以抵抗病毒和細菌，它更是一種抗氧化劑，可以在空氣汙染和香菸煙霧的環境下，抵禦自由基對肺部造成損害。

▌表 2-4　維生素 A、C、E 的食物來源

維生素 A	橘色系列蔬果：南瓜、胡蘿蔔、地瓜、橘色甜椒、紅色甜椒、杏桃。 深綠色蔬果：菠菜、高麗菜、芥菜、青江菜、蕪菁、花椰菜。 動物性來源：乳製品、肝臟、魚類。 其他：強化維生素 A 的穀物。
維生素 C	普遍存在於各種蔬菜水果之中： 柑橘類：橘子、柳丁、葡萄柚、檸檬。 漿果類：藍莓、蔓越莓、草莓、覆盆子。 綠色蔬菜：花椰菜、球芽甘藍、青江菜。 其他：芭樂、奇異果、紅橘色甜椒、哈密瓜、水蜜桃、馬鈴薯、地瓜。
維生素 E	堅果：榛果、花生和杏仁果。 植物油：紅花籽油、小麥胚芽油、玉米油和葵花籽油。 綠葉蔬菜：菠菜和芥蘭菜等。 種子：南瓜籽、向日葵種籽等。 強化維生素 E 的食品：早餐麥片。

　　任何維生素營養補充劑都無法取代天然食物所能提供的營養素，若想補充體內的抗氧化劑，天然新鮮的蔬果是唯一選擇。此外，抗氧化劑雖然能中和自由基，但持續吸菸，會在體內製造更多的自由基、累積更多的毒素，就算補充再多的維生素也會被抵消掉。因此戒菸才是唯一能夠治本的解決方案。

年紀漸長更需要戒菸

　　戒菸永遠不會太晚，一旦停止抽菸，身體可以立即開始自我修復。雖然肺癌和其他一些癌症的風險，必須在戒菸後 10 年才會大幅降低，但心臟病的風險會迅速下降。

　　抽菸導致的疾病發病率和死亡率，會隨著年齡和抽菸時間而增加。儘管心臟疾病是年長者死亡最常見的原因，但造成 60 歲以上抽菸者死

亡率高於未抽菸者的原因是肺癌。在年長族群中，慢性阻塞性肺病的死
亡率與心臟疾病的死亡率相當。

　　與年輕抽菸者相比，年長抽菸者嘗試戒菸的可能性雖較小，但戒菸
的成功率較高。雖然年長者戒菸的好處可能比年輕戒菸者顯現得慢，但
即使是60歲之後才戒菸，也會因為斷絕了疾病的誘因，改善健康，降
低死亡率。

7

年長者的隱性成癮
──酗酒

憂鬱、孤獨、無助，讓人沉迷酒精

年長者酗酒問題與憂鬱有關

　　由於重大的生活改變，例如工作變化、健康問題惡化，或親友的離世。這些衝擊會帶來強烈的孤獨、無助、焦慮和憂鬱，而年長者的憂鬱症通常與過量飲酒有著密切關聯。

　　美國喬治亞大學進行的一項研究發現，患有多重慢性疾病（Multiple Chronic health Conditions -MCCs）和憂鬱症的年長者，出現酗酒問題的可能性，幾乎是同時患有多重慢性疾病，但沒有憂鬱症的年長者之 5 倍。在開始時，喝一杯酒似乎可以短暫緩解壓力，但採用這種不健康的應對機制，會帶來其他嚴重的健康風險，同時阻礙有效處理困難、情緒和任何潛在心理健康問題的能力。

習慣性飲酒會使年長者健康惡化

根據統計，55歲以上者，偶爾會小酌一番的人數不少，但大約有5%的人有飲酒過量的問題。每個人與酒精之間都有自己獨特的關係，雖然有些人能夠適度飲酒，而不會對個人的健康、人際關係或是事業產生負面影響，但對某些人來說，飲酒可能會導致相當大的問題。

酒精對年長者的影響特別大，這是因為年紀增長之後，肝臟處理酒精的方式改變，長年飲酒的人會發現，和年輕的自己相比，對酒精的耐受度下降。因此即使是少量的酒精，也可能會影響年長者的認知能力，使其判斷力下降、協調性和反應能力變差而導致各種風險，例如跌倒和骨折。這些對年長者都是很嚴重的問題，可能會造成臥床、喪失生活機能。

年齡增長對酒精損傷的敏感性反而會增加，造成年長者在生理器官上的慢性問題。例如神經系統方面會導致酒精依賴¹、腦萎縮、失智、周邊神經病變；肌肉方面會因慢性肌肉病變而造成肌肉無力；血液方面會造成巨球型貧血及凝血功能異常；免疫方面會造成免疫功能下降而容易感染；心臟血管方面，過量飲酒會增加冠狀動脈心臟病和缺血性腦中風的風險，也會使血糖和血壓的控制更為困難，間接引起糖尿病、高血壓和中風；也可能加速骨質流失，使得年長者在行動時容易失去平衡而增加跌倒和骨折的風險。酒精所引起的中樞神經系統疾病和肝硬化，比例會隨著年齡增長而增加。

許多處方藥、非處方藥物、營養補充劑、草藥，與酒精混合時也可能有潛在危險性，甚至致命。這對年長者而言是一個特別需要加以留意

註釋

1　酒精依賴有兩種主要模式：早發性酒精依賴（25歲之前開始），和晚發性酒精依賴（45歲以後開始）。

的問題，因為約40%的65歲以上年長者至少服用5種處方藥。服用任何藥物前請務必詢問醫師或藥劑師用藥注意事項，若同時飲酒是否會有安全疑慮。例如，阿斯匹靈本身會導致胃或腸道出血，服用這種非處方藥若同時飲酒，出血風險會增加。有酒癮的人，若是突然停酒或減量，有可能會出現酒精戒斷症，出現幻覺和顫抖，這種情況務必要尋求專業醫師以及戒酒團體的協助。

▣叮嚀　適度飲酒的定義

根據美國人飲食指南及疾病預防與控制中心（CDC），適度飲酒的定義是女性每天最多喝一杯，男性每天最多喝兩杯。一杯指的是（含有 14 公克純酒精）：12 盎司鋁罐的啤酒（5% 酒精），或 5 盎司葡萄酒（12% 酒精），或是 1.5 盎司 80 度（40% 酒精）蒸餾酒。

▣叮嚀　飲酒過量會導致營養素缺乏

飲酒過量會導致維生素 A、D、E、K、C 和維生素 B 群，以及礦物質鈣、鎂、鐵和鋅的缺乏。這些營養素對維持正常的生理運作極為重要，飲食中務必要攝取足夠的蔬菜、水果、豆類、堅果和全穀類，以避免這些營養素缺乏。

酗酒會對人際關係帶來負面影響

雖然酗酒問題在臺灣和中國大陸的盛行率低於歐美國家，但這是一個不容輕忽的問題。過量飲酒除了會影響健康，也會對一個人的社交生活和人際關係造成負面影響。喝得越多甚至酗酒的人，可能會與家人、

朋友和同事發生嚴重矛盾，因此導致孤立、憂鬱，為了逃避這樣的處境，又會喝更多的酒，導致惡性循環。

　　年長者若出現以下任何行為或事件，可能是酗酒或酒精濫用的徵兆，建議身邊的人要主動關心。

年長者酗酒問題的徵兆

- 用酒來鎮定情緒、忘記煩惱或麻醉憂鬱。
- 喝酒速度快。
- 每天都喝，而且不止喝一杯。
- 試圖隱瞞或者淡化自己的喝酒習慣，常見的藉口包括：「只有晚上喝幾杯」、「只在社交活動中喝酒」。
- 喝酒之後有傷害自己或他人的行為。出現酒精耐受性，也就是需要飲用更多的酒才能感受由酒精帶來的效果。酒精耐受性會隨著時間推移而增加，但長時間大量飲酒會使肝臟受損，使得身體無法適度代謝酒精，導致酒精耐受性下降。
- 清醒時易怒、滿心怨恨或不講理。
- 因飲酒導致醫療、財務困難。
- 只會出現在喝酒的社交場合上，其他時間自我隔離。
- 出現口齒不清、身體不協調、散發酒味等跡象。
- 認知能力下降或記憶異常。
- 自我照顧、照顧家庭和／或照顧他人（孫子、寵物、被照顧者等）的能力下降。

8

同時服用多種藥物和濫用藥物

年長者濫用藥物的狀況比意識到的還嚴重

一般不會將藥物濫用與年長者聯想在一起，因此在例行體檢中這個問題經常被忽視和遺漏。但研究結果顯示，長久以來約有五分之一的年長族群存在某種藥物濫用問題，情況比我們意識到的更為普遍且嚴重。

藥物是指會影響身心的各種化學物質，除了政府禁止的非法毒品，還包括醫師用於治療疾病的處方藥物，及可以在商店和超市購買到的合法藥物。研究顯示，最普遍被濫用的是酒精、香菸以及低劑量的止痛藥。

藥物的相互作用

藥物可以治療許多疾病，改善症狀，但必須適當地服用以確保藥物安全和有效性。理想的藥物應該是藥理作用非常明確，對所有需要服用者，具有相同可預見的作用，不受同時攝取的食物成分或其他藥物的影

響，任何劑量都完全無毒，並且只需要單劑量即可達到永久性治癒。然而，這種藥品目前還不存在，仍有待研發。

藥物相互作用是指某種物質影響藥物活性，使得該藥物的作用增加或減少，或者產生另一種新的作用，而這都不是原本應該產生的。通常藥物相互作用是指藥物與藥物間的相互作用，但飲食和生活方式有時也會對藥物產生重大影響，因此藥物與食物之間、藥物與草藥之間也有相互作用。

藥物與食物之間的相互作用，指的是食物中的某一種特定營養素（例如油脂、蛋白質和膳食纖維）或化合物會改變身體代謝藥物的方式，這可能會增加或減少身體吸收藥物的劑量，導致副作用產生，或使得藥物無法達到預期效果。無論是處方藥和非處方藥都可能發生食物與藥物的相互作用。在服用藥物之前，務必諮詢醫師和藥劑師，討論藥物與食物（包括酒精）潛在的相互作用，是否需要對飲食進行調整。

經口服用的藥物和食物一樣，必須通過胃壁或小腸吸收。因此，消化道中若存在食物，可能會減少或延緩藥物的吸收，通常建議在進食前1小時或進食2小時後服藥，以避免這種相互作用。

與藥物產生相互作用的常見食品

含鈣豐富的乳製品

(1) 抗生素：牛奶、優酪乳和乳酪等乳製品會干擾某些氟喹諾酮類抗生素藥物，包括四環素（tetracycline）、強力黴素（doxycycline）和環丙沙星（ciprofloxacin）等。這些抗生素可能會與牛奶中的鈣結合，在胃和小腸中形成不溶性物質，影響其生物利用度」。在健康個體中，即使是添加在咖啡或紅茶中的少量牛奶，也會影響四環素生物利用度及吸收。因此，服用這類抗生素，至少在前2小時和後6小時避免攝取乳製品。

(2) 巰基嘌呤（mercaptopurine）：「巰基嘌呤」是嘌呤類似物，用於急性淋巴細胞白血病和慢性粒細胞性白血病。服藥時若同時攝取含黃嘌呤氧化酶的物質，可能會降低巰基嘌呤的生物利用度。牛奶中的黃嘌呤氧化酶含量高，因此，服用巰基嘌呤時要避免同時喝牛奶。

醃製和發酵食品

(1) 單胺氧化酶抑制劑（Monoamine Oxidase Inhibitors -MAOIs）：「單胺氧化酶抑制劑」是一種抗憂鬱藥物，也用做帕金森氏症的輔助藥物。醃製和發酵食品含酪胺（tyramine），若與「單胺氧化酶抑制劑」同時食用，會使血壓上升。

(2) 異煙肼（isoniazid）：「異煙肼」等抗結核藥物，與酪胺和抗組織胺藥（antihistamine）的相互作用有關。醃製和發酵食品會大大降低異煙肼的生物利用度。齊墩果酸（oleanolic acid）是一種三萜類（triterpenoid）化合物，廣泛存在於食物、草藥和其他植物中，對結核分枝桿菌具有抗分枝桿菌活性，與異煙肼一起食用，會有加乘作用[2]。

酒精

許多藥物都會和酒精產生交互作用，甚至產生很嚴重的影響，因此服用任何藥物時都應避免與酒精混合使用。例如，服用處方興奮劑時又飲用酒精，可能會使當事人因為藥物與酒精的加乘效果失去意識而造成傷害。

註釋

1　生物利用度（bioavailability）是藥理學上，反映藥物活性成分被吸收後，進入體內的濃度和速度的指標。

2　加乘作用是指至少兩種物質共同產生的影響或效應，比單獨顯示的效應更顯著的綜合效應，也就是說1+1不等於2，而是大於或遠超過2。

葡萄柚汁

葡萄柚中含有呋喃香豆素（furanocoumarin）化學物質的化合物，透過與小腸和肝臟中的酶相互作用，會加強藥效，但這種相互作用也會使部分藥物喪失活性。

(1) 西洛他唑（cilostazol）：是一種抗血栓藥，葡萄柚汁的成分會抑制西洛他唑的代謝，與這一類型的抗血栓藥物都有高度的相互抑制作用。

(2) 環丙沙星（ciprofloxacin）：是一種氟喹諾酮類（fluoroquinolones）抗生素，與食物中的金屬離子形成微溶性複合物，會降低生物利用度。環丙沙星除了牛奶中的酪蛋白和鈣會降低其吸收，葡萄柚汁也會降低環丙沙星錠劑的吸收，因而降低血液中藥物濃度，除了導致藥物治療失敗，也可能使得細菌產生抗藥性。

(3) 降血壓、血脂藥：鈣通道阻滯劑（calcium channel blockers）例如用於高血壓和心絞痛的非洛地平（Plendil）和硝苯地平（Adalat）；用於降低血清膽固醇並預防心臟病發作和中風的史他汀類（statins）藥物，例如立普妥（atorvastatin）和維妥立（simvastatin）。上述藥物若與葡萄柚汁同時服用，有些人可能會出現副作用。

(4) 精神藥物：精神藥物併服葡萄柚汁可能會發生嗜睡、暈眩等反應，但與其他柑橘類併服不會發生反應。因此服用精神藥物、抗驚厥藥，前後 1~2 小時須避免飲用葡萄柚汁，但橘子汁可以飲用。

咖啡因

* 支氣管擴張劑：如：茶鹼（theophylline）、沙丁胺醇（salbutamol）和腎上腺素（epinephrine）等與食物的作用不同。食物對茶鹼藥物的影響可能相差很大；高油脂飲食可能會增加體內茶鹼的含量，而高碳水化合物飲食可能會降低其含量。服用茶鹼藥物，應避免併服含咖啡因的食物和飲料（例如巧克力、可樂、咖啡和茶），因為茶

鹼是黃嘌呤的衍生物，而咖啡因是一種黃嘌呤生物鹼化合物，兩者在人體的代謝途徑相同，兩者併服會阻礙藥物正常代謝，以至增加藥物中毒的風險。服用茶鹼者也不建議服用葡萄柚汁，因為會增加生物利用度。此外也要避免飲酒，因為會增加噁心、嘔吐、頭痛和煩躁等副作用的風險。

慢性疾病用藥的飲食注意事項

年長者普遍患有的慢性疾病例如：高血壓、心臟血管疾病、糖尿病、腫瘤和憂鬱症，長期使用藥物成為日常生活的一部分。年長族群不得忽略潛在的藥物和食物相互作用的風險，例如藥效無預期的增強或減弱。

心臟血管疾病相關藥物

(1) 華法林（warfarin）與深綠葉蔬菜：此藥物是用於治療血液凝塊或預防血栓塞的血液稀釋劑。維生素K的重要生理功能是助凝血，和華法林的效用正好相反。如果華法林不能正常作用，那麼血塊發生的風險就會增加。大量食用含維生素K豐富的深綠葉蔬菜，或在短時間內食用量出現大變化，會干擾華法林療程的有效性和安全性。但並不是指完全不吃深綠色蔬菜，重點是維持穩定的攝取量。若由於季節原因而突然大量攝取，或者突然完全停止攝取，可能會出現血栓或出血等副作用，所以必須告知醫師以調整藥物劑量。再者，煮熟的洋蔥也可能會增加華法林的活性。

(2) 降低膽固醇的藥物：洛伐他汀（lovastatin）應與食物一起服用，以增強腸道吸收和生物利用度，但洛伐他汀若與果膠或燕麥麩一同食用，反而會降低藥物的吸收。抗高脂血藥例如瑞舒伐他

汀（rosuvastin）應空腹服用。服用辛伐他汀（simvastatin）、依
澤替米貝（ezetimibe）、普伐他汀（pravastatin）或是氟伐他汀
（fluvastatin）可以不考慮食物的影響，但高膳食纖維飲食可能會
降低這些藥物的療效。

(3) 降血壓藥：服用降血壓藥物的高血壓患者，大都會被告知限制飲
食中鈉鹽的攝取。如果與富含蛋白質的食物一起服用，普萘洛爾
（propranolol）其血液藥濃度可能會增加。β受體阻滯劑（celiprolol）
與橘子汁一起服用時，腸道吸收會受到抑制，因為橘子汁中的橙皮
苷會導致β受體阻滯劑的吸收減少。

精神藥物

服用治療躁鬱症和精神分裂症等抗精神病的哲思膠囊（ziprasidone）
這類藥物時，一餐至少需要500卡的熱量，少量多餐與食物並用可強化
藥物的吸收，使其有效發揮藥效。

止痛藥和退燒藥

止痛藥和退熱藥用於治療輕度至中度的疼痛和發燒。為了快速緩解
症狀，乙醯胺基酚（acetaminophen）應空腹服用，因為食物會減緩人
體對乙醯胺基酚的吸收。若服用乙醯胺基酚的同時攝取果膠，會延遲吸
收及延緩藥效啟動。

非類固醇抗炎藥如布洛芬（ibuprofen）、萘普生（naproxen）、酮
洛芬（ketoprofen）等可能會刺激胃，因此應與食物或牛奶一起服用，
但不可與酒精一起服用。飲用可口可樂會顯著增加布洛芬的吸收，因此
若是與可口可樂一起食用，必須降低布洛芬止痛藥和退燒藥的每日劑量
和頻率。

抗組織胺藥（antihistamines）

　　非索非那定（fexofenadine）、氯雷他定（loratadine）、盧帕他定（rupatadine）、西咪替丁（cimetidine）、西替利嗪（cetirizine）都是抗組織胺藥。盧帕他定通常用於治療具有過敏性炎症的疾病。一項研究結果顯示，單次口服20毫克盧帕他定同時攝取食物，會明顯提高藥物吸收的速度。西咪替丁與食物一起服用，有助於維持有效治療濃度。

抗糖尿病藥（antidiabetics）

　　格列美脲（glimepiride）是一種治療糖尿病藥，新一代磺醯脲衍生物應與早餐或當天的第一頓主餐一起服用。其生物利用度並不會與食物相互作用。

　　格列吡嗪（glipizide）應在飯前30分鐘服用。若為了延長錠劑效用的釋放，可與早餐一起服用。

抗腫瘤藥（antitumor drugs）

　　他莫昔芬（tamoxifen）是種抗腫瘤藥。如果與芝麻籽一起服用，會對他莫昔芬產生負面干擾，影響療效。

Part 2
9

藉由飲食改善睡眠障礙

在睡前攝取的食物種類和量，
會影響睡眠

年紀漸長睡眠習慣會發生變化

睡眠品質對身體的生理和心理層面都至關重要，會影響第二天的身心功能。長期睡眠品質不良除了會導致精神萎靡、注意力不集中等問題，也會使免疫力與抵抗力下降，帶來許多健康風險。

年長者的睡眠模式經常會發生變化，這是因為體內的生長激素濃度會隨著年齡增長而降低，導致深度睡眠減少。同時褪黑激素的分泌也會下降，這代表會在夜間更為頻繁地醒來，歷經更多支離破碎的睡眠。所以許多人年紀增長後，會認為自己變得比較「淺眠」。

每晚逐漸、少量的減少睡眠通常不需要太擔心，需要警惕的是任何突然或劇烈的改變，像是突然入睡困難、睡眠不安、醒來之後仍感疲倦或失眠等症狀，這些狀況就不一定是老化的自然現象。要提高睡眠品質，了解自身睡眠障礙的根本原因（例如血壓是否正常）很重要，任何睡眠問題都應與醫師討論，不要自行服用安眠藥物。

睡眠品質的自我評估

睡眠對年長者的身心健康與年輕時一樣重要，大多數成年人每晚需要7~9小時的睡眠時間。睡眠時間的長短雖然很重要，但足夠的睡眠時間，並不等於獲得了最良好的睡眠品質。換言之，睡眠品質更為重要，能夠給予身體安寧和修復，醒來時感覺精力充沛。

睡眠品質良好的指標

評估睡眠品質良好與否有4個指標，分別為：

(1) 入睡所需的時間：在上床就寢後30分鐘或更短的時間內入睡，表示睡眠品質良好。

(2) 夜間睡眠過程中醒來的頻率：夜間醒來的次數過於頻繁會擾亂睡眠週期，並降低睡眠品質。醒一次或者一覺到天亮，表示睡眠品質良好。

(3) 清醒度：指的是第一次入睡後在夜間清醒的時間。睡眠品質好的人，在夜間醒來的時間不超過20分鐘。

(4) 睡眠效率：躺在床上實際睡覺的時間被稱為睡眠效率。理想情況下，該睡眠效率評估值應為85%或更多。

睡眠效率計算法

首先評估實際睡眠時間；將躺在床上的總時間（以分鐘為單位）減掉入睡所需的分鐘數，再減去在夜間醒著的時間。將實際睡眠時間除以躺在床上的總時間（以分鐘為單位）。最後，將該數字乘以100即可得出睡眠效率百分比。

例如：

480（躺在床上的總分鐘數）－ 20（入睡所需的分鐘數）－ 10（夜間清醒的分鐘數）＝ 450（以分鐘為單位的實際睡眠時間）。

450（實際睡眠時間）／ 480（總分鐘數）＝ 0.9375×100 ＝ 93.75%
睡眠效率。

睡眠品質差的指標

　　入睡的時間超過30分鐘，在夜間醒來不止一次，或者醒來後試圖重新入睡的時間超過20分鐘，如此的睡眠品質被認為是差的。即使頭尾睡足了建議的平均睡眠時間（7~9小時），第二天也可能仍然感到疲倦。這些因素存在個別和年齡差異，例如隨著年齡的增長，夜間醒來的頻率增加是很常見的，只要很快再度進入睡眠，就不會影響睡眠品質。

睡眠障礙的徵兆

　　任何年齡偶爾出現睡眠問題是很常見的，偶爾出現睡眠問題不一定是睡眠障礙，但是如果經常出現下列任何症狀，則可能患有睡眠障礙，需多加注意：

- 即使感到疲倦也難以入睡。
- 醒來時難以重新入睡。
- 一夜睡眠後並沒有感到精神煥發。
- 白天感到煩躁或睏倦。
- 坐著、看電視或開車時難以保持清醒。
- 白天難以集中注意力。
- 依靠安眠藥或酒精入睡。
- 難以控制自己的情緒。

睡前飲酒對睡眠品質沒有幫助

　　不少人相信睡前喝一杯酒可以幫助入睡。事實上，睡前飲酒會影響

睡眠品質，通常會導致睡眠斷斷續續、無法持續。除了因為睡前喝太多液體和酒精必須起來上廁所，酒精也會擾亂自然睡眠模式，也就是晝夜節律，讓人在半夜醒來，影響非快速動眼期睡眠¹，這是恢復身體最重要的睡眠時段。最重要的是酒精會讓肌肉放鬆，包括放鬆喉嚨內肌肉，因而出現比平時多的打鼾，增加呼吸中止的風險。

　　在接近入睡的時間喝得越多，對當晚睡眠的負面影響就越大，因此建議若要飲酒，最好在睡前幾小時飲用，以便在睡前讓酒精完全排出體外。身體代謝20毫克/100c.c.的酒精需要1小時，換言之代謝一罐360c.c.（5%）啤酒，或是含同等酒精量的酒（參考P.88），至少1小時時間。

協助入睡的補充劑，不代表改善睡眠品質

　　宣稱具有改善睡眠功效的補充劑，市面上常見的有：褪黑激素、GABA、色胺酸、鈣、鎂、維生素B群等。這些天然存在的成分確實可以協助在短暫時間內入睡，但不代表這些補充劑可以改善睡眠品質。

1. GABA

　　是一種存在於大腦中的天然化合物，可以幫助放鬆。體內GABA的量不足會導致焦慮、易怒和失眠等睡眠障礙。根據睡眠研究，失眠症患者的GABA濃度比一般人低30%。患有憂鬱症或情緒障礙的患者體內GABA量也較低。

註釋
1　非快速動眼期睡眠（non-REM sleep time）指深層睡眠，能讓身心獲得較充分的休息。

2. 褪黑激素

是一種激素，牽涉到睡眠品質，然而褪黑激素就是由「色胺酸」作為原料轉化而來。所以反過來說，如果身體缺乏色胺酸時，就無法生成足夠的褪黑激素。但也有研究懷疑褪黑激素與癌症形成有關，所以在沒有醫學專家指導下直接食用褪黑激素會有潛在的風險。

3. 色胺酸

是一種必需胺基酸，也就是必須藉由飲食攝取獲得，人體不能自行合成。色胺酸在體內非常重要，它是血清素的前驅體，血清素可以合成為褪黑激素，而血清素與褪黑激素都與睡眠息息相關。

4. 鈣

鈣除了和骨骼密度有關，同時和肌肉放鬆及神經傳遞有關，因此鈣對改善睡眠也有一定的效果。鈣可以幫助大腦利用色胺酸，有利於褪黑激素合成。一旦缺乏鈣就容易出現肌肉痠痛和失眠症狀。一般成年人每天應攝取 1,000 毫克的鈣，但研究調查發現有八成以上的成年人鈣質攝取都不達建議量。

5. 鎂

當人體缺乏鎂時，容易出現焦慮、情緒起伏大的現象，提高入睡難度。鎂也是調節鈣離子進出細胞開關的關鍵營養素，主要是能將細胞內多餘的鈣離子存回到骨質中。一項對照研究顯示，補充鎂對輕度至中度失眠者，比使用安慰劑更有效，尤其是對年長者。

6. 維生素 B 群

在生理代謝上相當重要，可以將食物轉化為能量，並有助於產生褪黑激素。許多研究顯示，65 歲以上的受試者補充維生素 B 群可改善夜

間醒來現象，減輕疲勞。其中維生素B12可使人體的神經和血液細胞保持健康，並幫助人體產生能量。許多缺乏維生素B12的患者，尤其是素食者和年長者，會有疲勞、睡眠障礙、四肢麻和刺痛等症狀。

改善睡眠品質的兩個日間習慣：一、健康飲食型態

除了在白天攝取有利於健康的飲食之外，在睡前幾個小時內，攝取的食物種類和量也尤為重要。

眾所周知咖啡因會對睡眠產生負面影響。反之，越來越多的證據顯示其他食物，如櫻桃、奇異果、油脂含量高的魚（如鮭魚和鮪魚）和麥芽牛奶可能有益於睡眠。一項大型研究發現，充足的營養攝取對睡眠品質很重要，缺乏某些關鍵營養素，如鈣、鎂和維生素 A、C、D、E 和 K，與睡眠障礙有關，雖然這項研究沒有證明因果關係，但可以確認飲食會影響與睡眠有關的激素生成。

近期研究顯示，不僅僅是特定的食物，而是整體健康的飲食型態，可能與較長的睡眠時間和較短的入睡時間有關。一般來說，身體所需的每種維生素和營養素，可由各種蔬菜和水果組成的均衡飲食中獲得。研究結果證實，遵循地中海飲食和得舒（DASH）飲食（參考1-4篇，P.038）已顯示出也對睡眠有益。地中海飲食是以植物性食物為基礎，同時加入富含ω-3飽和脂肪酸油脂的魚、堅果、瘦肉和高膳食纖維食物，已被證實可以改善心臟血管健康和睡眠品質。維持正常血壓必能改善睡眠品質，得舒（DASH）飲食是種改善高血壓的飲食型態，包括減少攝取鹽和飽和脂肪，同時增加攝取膳食纖維、鉀和鎂含量高的全穀類。

改善睡眠的飲食注意事項

- 一天中，下午之後限制咖啡因的攝取，例如咖啡、茶、可樂和巧克力。

- 睡前避免飲酒。酒精雖會讓人昏昏欲睡，實際上會擾亂睡眠品質。
- 睡前若是感到飢餓，改吃一些清淡的食物充飢，例如低糖麥片、脫脂或低脂優酪乳或溫低脂牛奶。
- 減少含糖食物，例如高糖和精製碳水化合物（如白麵包、白米飯、義大利麵和炸薯條），這類高升糖食物[2]會導致夜間醒來，干擾睡眠。
- 臨睡前避免大餐或辛辣食物。分量大或辛辣的食物可能會導致消化不良或不適。
- 至少在睡前 3 小時，吃完一頓分量適中、清淡的晚餐[3]。
- 宵夜內容避免滷味，例如內臟、雞翅、鴨掌、豬耳朵、豬腳、滷蛋……即使是滷豆干，都是高油脂、高鹽、高膽固醇的食物，這些食物在製作過程中，甚至加入大量的糖。
- 盡量減少臨睡前的液體飲用量。雖然水到達膀胱並引起排尿感覺所需的時間因年齡、性別、體型和整體健康狀況等多種因素而異，但盡可能在睡前 2 小時之前喝 240~360c.c.（1~1.5 杯）的水，以減少半夜醒來上廁所的頻率。

改善睡眠品質的兩個日間習慣：二、運動

　　有氧運動會在身體內釋放化學物質，讓睡眠更安詳，但若是睡前 1 小時內進行高強度運動，反而會對睡眠時間的長短和效率產生負面影

註釋

2　高升糖指數的碳水化合物已被證明會增加夜間醒來的次數，減少深度睡眠。不難理解經常飲用提神飲料和含糖飲料與睡眠品質差有關。

3　食物從口腔開始的運轉時間，包括胃排空（2~5小時）、小腸運轉（2~6小時）、結腸運轉（10~59小時）和整個腸道運轉（10~73小時）。

響。睡前建議採用漸進式放鬆肌肉、靜坐和其他放鬆技巧，例如瑜伽和其他較適合晚間的伸展運動，可以改善睡眠品質。即使是行動不便的人，也可以進行多種放鬆活動，讓自己為一夜好眠做準備。但年長者在開始任何新的運動計畫之前，請務必諮詢個人的醫師。

年長者常見疾病
認識與保健

　　根據美國全國老齡理事會（National Council on Aging），大約92%的年長者至少患有一種慢性病，77%的年長者至少患有兩種疾病。臺灣65歲以上年長者89%患有慢性病，60%患兩種慢性疾病，而50%以上的年長者身患三種慢性疾病。不論是哪一個種族，其中高血壓、心臟病、中風、癌症和糖尿病是最常見，這些慢性疾病造成的死亡人數，占每年總死亡人數的三分之二。美國國家慢性病預防和健康促進中心（National Center for Chronic Disease Prevention and Health Promotion），建議每年要由醫師進行一次身體檢查，此外適當的飲食和運動可以改善許多疾病的狀況，甚至延緩老化。因此，對大部分的年長者而言，如何保持正確、積極的心態來管理自身的慢性疾病，是很重要的保健態度。

　　年長族群常見的疾病不外乎關節炎、心臟血管疾病、糖尿病、癌症、骨質疏鬆症、肌肉衰減症、免疫力下降、牙齒功能退化、視覺和聽覺功能障礙、膀胱失控和便祕等。雖然隨著年齡增長，生理性的老化無法避免，但延緩罹患這些慢性疾病的風險，或減緩疾病的惡化，並不是件困難的事。即使全球人類的平均壽命逐年增加，但千萬不要讓自己身處疾病、身心俱疲的時間增長。簡而言之，應縮短不健康所帶來的折磨，延長無病痛、高品質的生活時間。

Part 3

1

關節炎是年長者的頭號健康問題

關節疼痛是因軟骨失去彈性

關節炎是65歲以上族群面對的頭號健康問題，美國疾病預防與控制中心（CDC）估計，65歲以上的美國人大約有一半，臺灣也超過一半以上，在中國提早為60歲以上的年長者，有半數的人飽受骨關節炎的困擾，關節炎所引起的關節疼痛更是削弱年長者生活品質的主因之一。

關節疼痛是因損傷、老化或長期發炎等導致關節軟骨流失或失去彈性，而出現關節不適、腫脹。

軟骨是軟骨細胞利用膠原蛋白、蛋白質和醣，所形成的一種具有彈性的結締組織，不像骨頭那麼堅固和僵硬，但硬度比肌肉大，有如橡膠墊，覆蓋並保護長骨尾端關節連接處，也是肋骨、耳朵、鼻子、支氣管、椎間盤等身體架構的主要成分。

軟骨位於骨骼末端，可作為骨與骨之間的緩衝墊，使關節能夠平穩地彎曲和伸直。以膝關節為例，軟骨覆蓋著大腿骨（股骨）的末端、脛骨的頂部和膝蓋骨（髕骨）的背面（參考下一頁，圖3-1）。

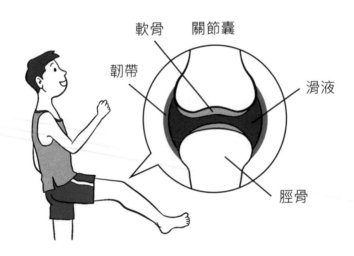

■ 圖 3-1 | **膝關節囊構造**

關節炎有多種類型，膝骨關節炎最常見

關節炎有很多種，最常影響膝關節的是膝骨關節炎、類風溼性關節炎和創傷後關節炎3種。

1. 膝骨關節炎

「膝骨關節炎」也稱為「退化性關節疾病」，這是一種與年齡相關的軟骨退化，為退化性的磨損，因此是年長族群中最常見的關節炎。

長期關節軟骨的損傷可能會導致骨與骨的摩擦和長出骨刺（骨上的腫塊），使得膝關節畸形或惡化，包括關節無法打直，甚至出現內翻膝和弓形腿。

與膝骨關節炎相關的軟骨損傷是不可逆的，初期膝骨關節炎可以透過復健、注射玻尿酸潤澤骨關節軟骨，以減輕疼痛、增加關節靈活性；較嚴重的狀況可能需要考慮人工關節手術。

2. 創傷後關節炎

關節在受到創傷後，因手術不當、復位不良、癒合異常導致畸形等因素，使得關節負荷重量不均，久而久之出現復發性關節炎的症狀，例如關節疼痛、腫脹、僵硬和活動受限。

3. 類風溼性關節炎

是一種自體免疫性疾病，可能出現在任何年齡層，自身免疫系統攻擊身體多個關節（包括膝蓋骨）的組織，引起膝骨關節周圍的囊膜發炎，隨著時間推移，炎症細胞會釋放傷害膝骨關節軟骨的物質。

膝骨關節炎之飲食保健重點，必須減少體內發炎

肥胖或體重超重，會增加施於膝骨關節的壓力，且體內過多的脂肪也會引起炎症，從而加劇症狀。有強力的證據證明，減輕體重尤其是體脂肪比例，可以減輕膝骨關節的疼痛，並改善身體機能和活動力。

膝骨關節炎雖無法逆轉，但可以藉由日常飲食中避免某些引發炎症的食物來減輕疼痛。換言之，攝取具有抗發炎的營養素，例如抗氧化劑（維生素 A、C、E）及富含 ω-3 脂肪酸的食物；同時遠離會引起炎症或增加自由基產生的食物，例如精製碳水化合物，如白麵包和糕點、炸薯條和其他油炸食品、蘇打水和其他含糖飲料、紅色肉類（漢堡、牛排）和加工肉（肉鬆、肉乾、熱狗、香腸、火腿等）、人造黃油、起酥油和豬油。

▼ 表 3-1　**富含抗氧化劑（維生素 A、C、E）和 ω-3 脂肪酸的食物**

魚	含油量高的魚如：鯖魚、鱒魚、鯡魚、沙丁魚、長鰭鮪和鮭魚（所以 ω-3 脂肪酸又稱為魚油）。
植物性食物	亞麻籽、海帶和核桃。

適度運動有利關節軟骨健康

　　軟骨細胞會產生大量的膠原細胞外基質（Extracellular Matrix，ECM）[1]。細胞外基質由膠原蛋白、彈性蛋白、糖胺聚醣和蛋白多醣，4種主要蛋白質組成，每一種都具有獨特的物理和生化特性[2]。膝骨關節軟骨不具有血管或神經，因此得靠擴散作用提供軟骨細胞營養。膝骨關節軟骨本身具有彈性，所以在壓縮、彎曲的過程中使得內部流體產生流動，有助於營養物質擴散到軟骨細胞，因此適度運動（例如踩腳踏車）是維持膝骨關節軟骨健康所必須的。與其他結締組織相比，軟骨的細胞外基質代謝更新非常緩慢，所以很難修復，因此要注意膝骨關節軟骨保健。

膠原蛋白是膝骨關節的重要結構成分

　　膠原蛋白存在於動物體內的各種結締組織中，是細胞外間隙的主要結構蛋白，也是哺乳類動物體內最多的一種蛋白質，占全身蛋白質含量的25%~35%。取決於其礦化程度，含膠原蛋白的組織可以是堅硬的骨骼、柔軟的肌腱，或介於兩者之間的軟骨。

　　軟骨主要由膠原蛋白與蛋白聚醣所組成，膠原蛋白是軟骨的重要結構成分，它呈細長纖維狀，如同房子中的鋼筋一般，交織立體網架，網格中的空隙則由蛋白聚醣填充。

註釋

1　細胞外基質（ECM）也稱為細胞間基質，是細胞內分泌的某些大分子成分和礦物質所組成的內體架構，例如膠原蛋白、酶、糖蛋白和羥基磷灰石。用來支持周圍細胞的結構和生化作用。

2　糖胺聚醣及蛋白多醣具有抗壓縮力的特性，黏附糖蛋白包括膠原蛋白和彈性蛋白具有抗拉強度的纖維蛋白。

　　細長纖維的膠原蛋白具有很強的伸張力，主要存在於人體纖維組織中，除了軟骨，也存在於肌腱、韌帶、皮膚、眼睛角膜、血管、腸道、椎間盤和牙齒中。膠原蛋白在肌肉組織中作為肌內膜的主要成分，構成肌肉組織的1%至2%，占肌腱肌肉重量的6%，所以肌腱肉的韌度較其他部位的肉來得大。此外，膠原蛋白也是細胞外基質的主要成分，使得皮膚有彈性，當膠原蛋白老化，會使皮膚出現皺紋。

來自食物的膠原蛋白，無利於軟骨組織

　　富含膠原蛋白的食物包括動物性食物和植物性食物。動物性膠原蛋白包括豬腳、蹄筋、雞腿骨頭上的軟骨、皮；植物性膠原蛋白包括海帶、海藻、白木耳。坊間流傳吃豬腳、蹄筋及雞皮等可以補充膠原蛋白，這些食物雖含有豐富的膠原蛋白，但其所含的量並不足以提供人體內的需求及利用。再加上這類食物同時含高量不益於心臟血管的飽和脂肪酸，所以不宜過量食用。

　　想要避免膝骨關節軟骨組織的膠原蛋白流失，應從日常飲食中廣泛攝取各種建構關節所需的營養素，而不僅是含有膠原蛋白的食物，讓人體利用這些原料自行合成所需的膠原蛋白。此外，飲用足夠的水分和適度運動，有助於營養素擴散到軟骨細胞。

　　中年之後避免長時間過度曝晒於陽光下，主要避免紫外線的傷害、戒菸、多攝取具抗氧化以及富含 ω-3 脂肪酸，能對抗發炎的食物，才是維持膠原蛋白，維護軟骨組織的正確之舉。

建構膠原蛋白需要多種營養素

　　在體內建構膠原蛋白，需要有兩種必需胺基酸、礦物質（鐵、鋅和

銅）與維生素（A、C、E和B1）作為原料。

1. **必需胺基酸**：膠原蛋白需要的蛋白質原料，包括離胺酸（lysine）和蘇胺酸（threonine）兩種必需胺基酸。人體內不能自行合成這兩種必需胺基酸，必須從攝取肉類、乳製品、小麥胚芽和豆類來獲得。除此之外，還需要4種非必需胺基酸的甘胺酸（glycine）、脯胺酸（proline）、羥脯胺酸（hydroxyproline）和丙胺酸（alanine）；這幾種非必需胺基酸可以從其他必需胺基酸轉化。這6種胺基酸普遍存在許多含蛋白質豐富的食物中。

表 3-2　含豐富必需胺基酸的食物

魚、肉類	豬肉、鴨肉、雞肉、魚。
蛋奶類	蛋、牛奶、乳製品。
種子、堅果類	芝麻、南瓜籽、花生、黃豆及其製品、豆腐、葵花籽、豆莢、堅果、各種種子。
蔬果類	包心菜、蘆筍、菠菜。

2. **鐵、鋅和銅**：這3種礦物質是合成膠原蛋白的過程中，維持血管壁張力和強度不可缺的營養素。
3. **維生素A、C、E和B1**：其中以維生素C更為至關重要。

口服軟骨素的效果極差

　　一般大眾認為服用「軟骨素」和「葡萄糖胺」有助於軟骨的修復。
　　軟骨素（chondroitin）是軟骨的主要成分，這類補充劑通常是軟骨素和硫礦物鹽的複合體，其來源為鯊魚或牛軟骨，也有人工合成。

　　葡萄糖胺（glucosamine）也稱之為殼聚醣，硫酸鹽葡萄糖胺（glucosamine sulfate）是最常見的類型，這是一種存在貝殼中的天然物質，包括鹽酸胺基葡萄糖胺（glucosamine hydrochloride）和N-乙醯葡萄糖胺（N-acetyl glucosamine，簡稱NAG）。也有人工合成的葡萄糖胺。素食者可改用小麥或玉米發酵的硫酸鹽葡萄糖胺，而不是來自貝殼製成的，服用這類型補充劑的同時得攝取足量的維生素C和錳。

　　葡萄糖胺和軟骨素屬於膳食補充劑，由各國的食品管理單位管理，並不需要符合藥物製造的嚴格標準。許多葡萄糖胺和硫酸軟骨素所含的多醣，很難經由消化系統吸收，而且硫酸軟骨素在循環系統中的半衰期為3到15分鐘，時效很短，因此口服的軟骨素不太可能有足夠的時間，傳遞分布到軟骨和皮膚的結締組織中。

2-1

比起心臟，
血管健康更為重要

血管壁健康與否的重要性遠超過
心臟的健康

　　世界衛生組織指出心臟血管疾病是全球的頭號殺手，每年造成全球1,790萬人死亡。美國疾病預防與控制中心（CDC）將心臟病列為65歲以上年齡族群的主要死亡原因，也是2021年臺灣十大死因第二位（21,852死亡）。心臟血管疾病是一種慢性疾病，據統計在65歲以上的族群中，37%的男性和26%的女性，患有某種類型的慢性心臟疾病。

　　根據聯邦機構的數據與老齡化相關的統計論壇（Federal Interagency Forum on Aging-Related Statistics）表示，隨著年齡的增長，患有高血壓和高膽固醇血症等危險因素越來越多，這些會增加中風的機率。

90％心臟血管疾病可以預防

　　改善年長者心臟血管疾病風險的建議包括：規律運動、正確飲食、良好睡眠品質，這3個條件不僅可以提升心臟血管疾病的治療效果，還

可以全面改善整體的健康狀況。正確飲食指的是均衡、營養、健康的飲食型態，且維持理想體重。

　　許多年長者有著消極的態度，認為心臟血管疾病是年紀大了的自然現象。事實上90%心臟血管疾病是可以預防的。

愛護心臟，先維護血管健康

　　大部分人將心臟和血管視為一體，且將重心擺在心臟。事實上，血管壁健康與否的重要性遠超過心臟的健康。血液輸送養分和氧氣到全身每一器官和細胞，有健康的血管壁，才能有效輸送健康的血液養分。沒有健康的血管壁，例如血管阻塞，就很難有健全的心臟功能。再者，心臟的主要功能是泵送血液到全身，若不是先天功能性缺失，和長期飲食不當沒有太多直接關係。反之血管壁和血脂健康，與經年累月的飲食內容有著密切關係。當血管壁的健康出現異常時，延伸出冠狀動脈阻塞，心臟就得做更多的泵送，負擔日增，進而心肌肥大，甚至衰竭。

　　血管壁的健康包括血管壁彈性和血管內是否暢通無阻，因此下列4個重要因素，與血管壁健康息息相關：

(1)　一氧化氮（nitric oxide）濃度。

(2)　血清膽固醇濃度。

(3)　血清甘油三酯濃度。

(4)　血壓。

　　這4個重點，在接下來的文章中將分別詳細介紹。

Part 3

2-2

血管健康：一氧化氮

一氧化氮是維繫心臟血管系統運作的重要細胞信號分子

一氧化氮和血管擴張有著密切關係

　　一氧化氮[1]是參與人體許多生理和病理過程的重要細胞信號分子，在神經、免疫和心臟血管系統的運作過程中參與調節，是種重要的介質。內皮細胞的舒張因子是由幾種引起血管舒張的因素共同運作，其中之一是一氧化氮，其作用包括擴散進血管的平滑肌細胞，讓血管平滑肌鬆弛、使得動脈血管舒張，增加血流量。一氧化氮的血管擴張作用，在腎臟控制和穩定細胞外液體中起關鍵作用，且對血流量和血壓的調節至關重要。

註釋

1　一氧化氮為氮氧化合物，是一種參與許多生理和病理過程的重要細胞信號。勿與一氧化碳（CO）混淆，其化學式為NO。一氧化氮不同於麻醉劑一氧化二氮（N_2O），或一種棕色有毒氣體和主要的空氣汙染物二氧化氮（NO_2），後者是一氧化氮在空氣中迅速氧化的產物。

　　一氧化氮若作用於心肌，會降低心臟的收縮力和心率，有助於調節心臟收縮力。研究證據顯示，冠狀動脈疾病與一氧化氮生成或作用的缺陷有關。硝基甘油和亞硝酸戊酯等治療心絞痛藥物，已用於醫學治療一個多世紀，其主要功能是一氧化氮的前驅體。

一氧化氮濃度偏低時的健康問題

　　糖尿病患者血液中的一氧化氮濃度，通常低於沒有糖尿病的人。一氧化氮濃度減少會導致血管損傷，例如內皮功能障礙和血管炎症。血管損傷也會導致四肢血流減少，其可能導致糖尿病患者產生神經病變和潰瘍，增加下肢截肢的風險。

　　免疫系統中，巨噬細胞可產生一氧化氮以殺死侵入的細菌（在此情況下為誘導型一氧化氮合酶NOS），但也可能會適得其反，引起暴發性感染使得全身發炎（敗血症），導致巨噬細胞產生過量的一氧化氮，造成血管過度擴張，這也可能是敗血症會出現低血壓的主要原因之一。

可以改善血液中一氧化氮濃度的食物

硝酸鹽

　　飲食中的硝酸鹽是血液中一氧化氮的重要來源。綠色葉類蔬菜和一些根菜類蔬菜（如甜菜根）含有高濃度的硝酸鹽。食用時，硝酸鹽在唾液中濃縮，並在舌頭表面上還原成亞硝酸鹽。亞硝酸鹽吞入並與胃酸和胃內的還原物質（例如維生素C）反應，產生高濃度的一氧化氮。此機制所產生的一氧化氮具有滅菌作用，能夠幫助預防食物中毒以及維持胃黏膜血流量。

　　菠菜、羽衣甘藍、水芹、胡椒、柑橘類、核桃、西瓜、甜菜根、豆

腐、大蒜和黑巧克力，有助於增加血液中一氧化氮的濃度。這又是攝取深綠色蔬菜的另一個益處。

L-精胺酸

L-精胺酸是蛋白質胺基酸的一種，在體內分解時可以產生一氧化氮。這是種半必需胺基酸（又稱「條件式必需胺基酸」，在某些狀況下需特別從食物攝取），能刺激生長激素、胰島素和其他物質在體內的釋放。在火雞肉、豬里肌肉、雞肉、南瓜籽、毛豆、花生、鷹嘴豆、扁豆、牛奶、優酪乳、乳酪和螺旋藻中含有豐富的L-精胺酸。

市面有販售L-精胺酸的營養補充劑，絕不要過量服用，因為沒有足夠科學研究證實其安全性。

Part 3

2-3

血管健康：
血清膽固醇和甘油三酯

與其過度關注食物膽固醇，養成規律運動習慣才是減少高脂血症的最佳處方

血清膽固醇和甘油三酯

血清膽固醇是合成細胞膜及激素的重要成分，血液中適量的血清膽固醇具有重要生理功能，但過量的低密度脂蛋白膽固醇（LDL），會增加斑塊沉積在血管內壁的機率。影響血清膽固醇濃度的因子很多，包括日常飲食中，精製糖和飽和脂肪酸的攝取量、種類和運動量。

血清甘油三酯在特性和功能上不同於血清膽固醇，是一種由甘油分子和3個脂肪酸鏈組成的脂質，當攝取的熱量多於體內所需的量，尤其是來自精製碳水化合物食物的過剩熱量，會轉換為甘油三酯儲存在脂肪細胞中。血清甘油三酯量完全取決於飲食的質與量，酗酒、肥胖都可能導致血清甘油三酯濃度升高，增加代謝症候群的危險率。長期血清甘油三酯濃度過高與動脈粥樣硬化[1]、心臟病和中風有密切關係。

註釋

1 是動脈壁上脂肪、膽固醇和其他物質堆積形成斑塊。斑塊會導致動脈變窄，阻塞血液流動，也可能破裂，形成阻塞血塊。

血清膽固醇不完全是健康殺手

　　一般人對膽固醇有著相當負面的印象，認為它是造成各種心臟血管疾病的元凶。事實上，血清膽固醇是組成人體細胞膜、合成性激素及維生素D的重要原料，對大腦、中樞神經系統和記憶功能是至關重要的營養素。大腦僅占人體總體重的2%，所具有的膽固醇量卻占體內總血清膽固醇量約25%。腦內神經末梢傳遞大腦資訊，形成運動、感覺、思考、學習和記憶等各種功能，而這些都與血清膽固醇有著密切關係。

　　然而「血清膽固醇」和「食物膽固醇」需要分開來思考，這兩者不完全畫上等號。血清膽固醇除了來自食物，人體肝臟也會自行合成以符合體內的需要。對大部分的人而言，血清膽固醇中僅有一小部分來自飲食，大部分由肝臟依據攝取的熱量、碳水化合物和脂肪的量及種類進行合成（參考圖3-2）。

　　來自食物的膽固醇僅存於動物性食物中，「食物膽固醇」並沒有好或壞之分，而是進入人體分解後，在血液中呈現的脂蛋白膽固醇，依其生理特性分為「低密度脂蛋白膽固醇」和「高密度脂蛋白膽固醇」。

血清膽固醇有「壞」和「好」兩種

　　「壞」膽固醇指的是「低密度脂蛋白膽固醇（LDL）」，「好」膽固醇指的是「高密度脂蛋白膽固醇（HDL）」。

壞膽固醇（LDL）

　　「低密度脂蛋白膽固醇」會對心臟血管產生負面影響，所以被稱為「壞膽固醇」。血清中「低密度脂蛋白膽固醇」最理想的濃度是每100c.c.的血液中低於100毫克，當每100c.c.血液濃度為160毫克或超出時，會被判讀為「低密度脂蛋白膽固醇」過高，診斷為血脂蛋白異常。但這個

指標又依個人是否有其他慢性疾病有所異動，例如，患有糖尿病或心臟疾病的人，其血液中的血清低密度脂蛋白膽固醇指標，必須是低於100毫克。

　　攝取過多含飽和脂肪酸、反式脂肪和高果糖玉米糖漿的烘焙和油炸食物，都會導致血清中壞膽固醇上升。反之增加攝取可溶性纖維豐富的食物，例如蔬菜、水果、豆莢類、各種豆類（紅豆、綠豆等）、全穀類、燕麥和堅果類，可以加強壞膽固醇在體內的代謝，使其濃度下降。

好膽固醇（HDL）

　　「高密度脂蛋白膽固醇」可以將壞膽固醇帶出血液循環系統，減少

▌圖 3-2 **血清膽固醇來自食物和肝臟**

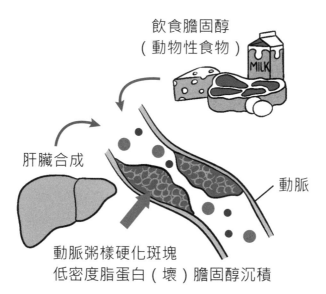

飲食膽固醇
（動物性食物）

肝臟合成

動脈

動脈粥樣硬化斑塊
低密度脂蛋白（壞）膽固醇沉積

● 低密度脂蛋白（壞）膽固醇（LDL）

● 高密度脂蛋白（好）膽固醇（HDL）
　將低密度脂蛋白（壞）膽固醇帶出血液循環系統

壞膽固醇沉積在血管壁的機率，所以又被稱為「好膽固醇」。每100c.c.血液中的血清高密度脂蛋白膽固醇，最理想的濃度是「高」於60毫克。

飲食膽固醇的上限是300毫克

影響總血清膽固醇濃度的因子很多，包括日常飲食中的糖和飽和脂肪酸的攝取量、種類和運動習慣。許多研究證據顯示，飲食中的膽固醇，並不會明顯導致總血清膽固醇濃度上升。最顯而易解的例子是素食者所攝取的食物都是植物性，並不含有飲食膽固醇，但仍會出現總血清總膽固醇過高的異常現象。因此，醫療營養專業學者下了一個結語：「飲食膽固醇不應該是一個被過度關注的營養素。」雖然許多國家的醫療保健在飲食指南中曾設定了飲食膽固醇的攝取上限，但2015年之後，卻不再像過去幾十年來不斷強調不得超過300毫克。原因之一，近年來養生風氣盛行，飲食中蛋白質的食物來源由動物性蛋白質轉移到植物性食物，在此原則下，飲食膽固醇的攝取量會相對減少。

即使如此，並不代表可以無限量地攝取來自動物性食物的膽固醇。飲食膽固醇僅存於「動物」性食物中，除了肉類，內臟中含膽固醇的量是雞蛋和紅色肉類的數倍。尤其對亞洲人而言，動物內臟是餐桌上常見食材，所以仍然需要留意一天當中飲食膽固醇的攝取總量。健康人飲食中的膽固醇仍然建議以300毫克為指標，患有糖尿病、心臟疾病或高血脂的人更應該留意食物膽固醇的攝取量，以不超過200毫克為宜。

飲食中各種營養素之間的互相制衡極為複雜，也因此近年來營養學專家不再狹隘地探討「單一」營養素和疾病之間的關係，評估的層面擴大到飲食型態及生活習慣和行為的「整體面」。運動是增加血清中好膽固醇（HDL）最有效的方法。不放縱食慾，養成規律運動習慣，才是降低高脂血症的最佳處方。

膽固醇含量高的食物

食物膽固醇僅存在「動物」性食物，不存在任何植物性食物。某些植物性食品例如花生或黃豆製品原本就不含膽固醇，但包裝上卻標示「零膽固醇」，這只是利用反向心理，吸引一般人購買此產品。

一個雞蛋的蛋黃約含有225毫克膽固醇，占一天膽固醇建議攝取量（300毫克）的75%，飲食中若沒有攝取其他含膽固醇量高的內臟類食物，一天一個到一個半的蛋並不會有過量的問題，若擔心會影響血清膽固醇濃度，不妨只用半個蛋黃加上蛋白，或隔天一個蛋。不要將蛋白和蛋黃分開食用，兩者一起才是完整的蛋白質食物。

蛋黃之外，動物性內臟類食物更是含有高濃度的膽固醇，尤其是肝臟。蝦頭和龍蝦頭是海產食物中膽固醇含量最多的部位。因此，將蝦頭和蝦背面的腸泥拿掉後，蝦肉基本上沒有膽固醇。以此類推，花枝或烏賊已去除內臟，所以不含膽固醇；而文蛤、牡蠣等貝殼類海鮮，食用整個肉體包裹著內臟，膽固醇含量必然很高。

膽固醇含量高的食物不外乎蛋黃、肝臟、魚油（鯡魚、鯖魚油）、美式速食餐、動物油脂（奶油）、雞皮、鴨皮、貝殼類海鮮、加工肉製品（培根、香腸）、紅色肉類（羊肉、牛肉），以及乳酪（起司）、蛋糕、派、餅乾等含有蛋及動物脂肪的烘焙食品。

高脂血症會增加心臟疾病的危險率

「高脂血症」指的是「高血脂蛋白」，即總血清膽固醇異常，其中包括低密度脂蛋白膽固醇（LDL）、高密度脂蛋白膽固醇（HDL）及甘油三酯的總量，正確判讀血脂蛋白必須分項解讀。長期高脂血症，低密度脂蛋白膽固醇（LDL）沉積在血管壁上，使得血管壁硬化且管壁內徑變小，阻礙血液流動，會導致心臟病發作和中風。

⬛ 表 3-3 　**血脂蛋白的理想參考值**

總血清膽固醇，越低越好	
理想值	低於 200 毫克 / 100c.c.
邊緣值	200~239 毫克 / 100c.c.
過高	240 毫克以上 / 100c.c.
高密度脂蛋白或稱好膽固醇（HDL），越高越好	
過低	低於 40 毫克 / 100c.c.
理想值	60 毫克以上 / 100c.c.
低密度脂蛋白或稱壞膽固醇（LDL），越低越好	
理想值	低於 100 毫克 / 100c.c.
接近理想值	100~129 毫克 / 100c.c.
邊緣值	130~159 毫克 / 100c.c.
偏高	160~189 毫克 / 100c.c.
過高	190 毫克以上 / 100c.c.
甘油三酯，越低越好	
理想值	低於 150 毫克 / 100c.c.
邊緣值	150~199 毫克 / 100c.c.
偏高	200~499 毫克 / 100c.c.
過高	500 毫克以上 / 100c.c.

改善高脂血的生活型態

　　把以下10點納入生活中，可以改善血液中「甘油三酯」與「膽固醇」的濃度：

(1) 維持理想體重、避免肥胖，尤其是腹部內臟脂肪堆積。

(2) 控制糖和精製碳水化合物的攝取量。

(3) 多攝取膳食纖維含量高的全穀類、蔬菜和水果。

(4) 增加攝取ω-3脂肪酸含量高的魚，如鯖魚、鱒魚、鯡魚、沙丁魚、長鰭鮪和鮭魚。

(5) 增加好的油（例如橄欖油）的攝取量。

(6) 飲食中增加黃豆及各種豆類的攝取。

(7) 攝取適量堅果。

(8) 避免攝取含有反式脂肪和高果糖玉米糖漿的食物。

(9) 限制飲用含酒精的飲料。

(10) 規律運動，有氧運動為佳，每日至少運動20~40分鐘。

※：關於降低血清膽固醇的「治療性生活方式改變（TLC）飲食」，詳細請參考1-4篇，P.041。

Part 3

2-4

血管健康：高血壓

不論高血壓或低血壓飲食都需清淡

血壓對心臟血管的影響不可忽視

　　高血壓的定義為血壓測量值高於 140/90 mmHg（毫米汞柱）。左邊較高的數字稱為「收縮壓」，表示心臟跳動時血液對動脈壁內所施加的壓力，右邊較低的數字為「舒張壓」，代表心臟在兩次搏動之間放鬆時血液對動脈的壓力。正常血壓被定義為收縮壓低於 120，舒張壓低於 80。收縮壓在 120~139 mmHg 之間，舒張壓在 80~89 mmHg，稱為「高血壓前期」，這種分類主要是提醒呈現有高血壓傾向時，必須修正飲食和生活方式，提前預防進一步惡化。

　　高血壓是心臟血管疾病最常見的風險因素，又被稱為健康的「隱形殺手」，影響到三分之一的成年人。未經治療控制的高血壓可能引發動脈損傷，進而使得重要器官的血流受損，可能導致心臟病發作、腎臟衰竭、中風、眼睛損傷或動脈瘤。一旦發現有高血壓現象，可以經由修正飲食和生活方式，使血壓有一定程度的改善或控制。

導致高血壓的因素

　　高血壓的風險經常隨著年齡增加而上升，因為隨著年紀增長，動脈壁會漸漸失去彈性，導致血壓上升，但也有其他許多因素可能促成，這也是醫師經常無法確定造成高血壓的原因，稱其為「原發性高血壓」。血壓在一天當中會不斷地變化；睡眠時血壓最低，醒來之時開始增加，興奮、疼痛、緊張或活動量增加時，血壓也會上升。下面列舉影響血壓的潛在因素，但並不僅是這些因素會導致高血壓。

影響血壓的潛在因素

- 生活中壓力出現時，透過刺激交感神經系統，使動脈僵化。
- 攝取過量食鹽。食鹽的主要成分是「氯化鈉」，40%是「鈉」，過多的鈉會使得水分滯留，血液量膨脹，導致血壓增加。
- 飲食中鈣、鎂和鉀的攝取量不足。
- 胰島素阻抗會經由許多機制使血壓上升，其中包括全身性炎症和腎臟損傷導致的鈉滯留。
- 飲酒過量。65歲以下男性每天飲酒量超過兩杯，或65歲以上女性或男性每天飲酒超過一杯，被視為飲酒過量。適量紅酒雖可以降低心臟血管疾病的風險，但並不能降低高血壓的風險，準確來說過量飲酒必定會增加高血壓的風險。
- 體重超重或肥胖者，尤其是過多的腹部內臟脂肪堆積，會增加高血壓的風險。
- 藥物，包括類固醇、避孕藥、鼻腔去充血劑、非類固醇抗發炎藥（NSAIDS）[1]和減肥藥，甚至一些非處方藥，例如含有甘草、麻黃、

註釋
1 常見的非類固醇抗發炎藥，有阿斯匹靈和含有布洛芬的止痛藥。

瓜拉那（guarana）、可樂果（不是指零嘴，而是一種原產於西非，有止痛效果的植物）等都有可能使血壓上升。

- 某些健康問題，例如慢性腎臟病、甲狀腺疾病和睡眠呼吸中止，也都可能導致血壓升高。

- 在醫院診所測量血壓，可能會因為緊張等各種情緒因素使血壓上升，不妨比較在家中所測量的血壓紀錄。在家中每天至少有一次在不同時段測量的血壓，記錄測量的數據及時間，提供給醫師以便做更正確的判斷。

飲食修正可以非藥物改善高血壓

健康均衡的飲食在改善血壓方面扮演著極為重要的角色，其中3種礦物質：鉀、鈣、鎂與維持正常血壓有關。經常吃加工食品和罐頭食品，以及服用某些藥物的人，需要留意這3種礦物質是否攝取足夠。

1. 鉀

正常的血鉀濃度對神經系統和心臟信號傳導極為重要，可以防止不規則的心跳，同時對肌肉功能也很重要，包括放鬆血管平滑肌以降低血壓，並防止肌肉痙攣。

鉀存在許多天然食物中，例如李子、杏桃、地瓜、和皇帝豆。如果服用控制高血壓的利尿劑，身體中的鉀會隨著尿液排出，因而降低體內的血鉀濃度。至少有三分之一利尿劑使用者有可能出現心力衰竭、高血壓或水腫，這可能是飲食中沒有攝取足夠的鉀。但也絕對不可以自行服用鉀補充劑，血液中鉀濃度過高和太少，都具有危險性，會導致心律不整。51歲以上的男性和女性，鉀的每日飲食建議攝取量（RDA）為4.7公克。

2. 鈣

鈣不但與骨骼和牙齒的健康息息相關，同時可以幫助血管在需要時適度的收縮和放鬆，因此對於血壓的調節也很重要。

51歲以上男性，鈣的每日飲食建議攝取量為1,000至1,200毫克。51歲以上女性為1,200毫克。大多數人從日常飲食中攝取的鈣普遍不足，僅約700毫克。鈣可以從乳製品、帶骨一起食用的魚（例如鮭魚罐頭和沙丁魚罐頭）、強化鈣的食品以及深色的綠葉蔬菜中攝取。

3. 鎂

鎂調節身體內數百種系統，包括血壓、血糖、肌肉和神經功能。鎂能夠幫助血管放鬆，也能促進人體對鈣的吸收，有助於骨骼發育和健康。鎂和鉀一樣，當使用利尿劑時，同時會增加尿液排除鎂的量，導致血液中鎂濃度降低。

▌表 3-4　各種食物的含鎂量

	分量	含鎂量（毫克）	烹調方式
南瓜籽仁	1 盎司（1 盎司＝28.35 公克）	168	
杏仁果	1 盎司	80	烘烤熟
菠菜	半杯	78	煮熟
腰果	1 盎司	74	烘烤熟
帶殼南瓜籽	1 盎司	74	
花生	1/4 杯	63	油炒
豆漿	1 杯	61	
黑豆	半杯	60	煮熟
毛豆	半杯	50	去殼煮熟
全麥麵包	2 片	46	
酪梨	1 杯	44	切塊或片

根據美國心臟協會《高血壓》（*Hypertension*）雜誌發表的研究，鎂與降低血壓之間存在一個很小卻重要的關聯性，可適度降低血壓。

50歲以上的男性，鎂的每日飲食建議攝取量為420毫克（mg）；50歲以上女性為320毫克。然而根據美國國家衛生研究院（NIH）報告，美國大多數年長者並沒有從飲食中攝取適量的鎂，但也不建議自行服用鎂的補充劑，一來極度缺乏鎂非常罕見，二來過多的鎂會導致腹瀉，例如瀉藥就是含鎂的藥物。來自天然食物中的鎂至今沒有任何對身體不好的紀錄，建議日常飲食中多攝取含鎂豐富的食物，例如：深綠色綠葉蔬菜、全穀類、堅果和豆類。

「得舒飲食」可以預防或改善高血壓

「得舒飲食」是針對高血壓患者所建議的非藥物飲食治療法，能夠改善高血壓，是一種對健康有益的無風險飲食方式。

得舒飲食原則如下

- 強調多攝取水果、蔬菜、全穀類、瘦肉、蛋白和低脂肪乳製品，攝取的食物含有可以改善血壓的營養素，例如鉀、鈣、鎂、蛋白質和膳食纖維。
- 減少含飽和脂肪酸量高的食物，例如動物性肉類中的紅色肉類和加工肉品，全脂乳製品和熱帶植物油（例如棕櫚油和椰子油）。
- 減少含糖飲料及甜食。
- 最重要的一點為，鈉的攝取量每天限制在2,300毫克（相當於5.8克鹽，約為1平茶匙鹽），最終目標降低至約1,500毫克（相當於3.75克鹽，約為3/4茶匙鹽）。

實踐「得舒飲食」並不困難，可以從最不費力的地方著手，例如每

餐中至少攝取一份蔬菜或水果,或者一星期中有兩餐不吃肉。從每日攝取的飲食比例稍作調整,不需太久,必能找出適合自己生活模式的健康飲食型態,不需倚賴藥物,就能防範高血壓。(關於「得舒飲食」,詳細請參考1-4篇,P.038。)

其他有助於降低血壓的方法

* 減少咖啡因的攝取。
* 限制酒精飲用量。
* 避免加工食品和外食,現代飲食中加工食品和外食是鈉的主要來源,過多的鈉會增加鎂的排出。
* 維持理想體重,即使減輕少許體重也可以改善血壓。
* 放鬆、靜坐、瑜伽和呼吸練習可以改善血壓。
* 戒菸。
* 運動,每天30分鐘的規律運動,例如走路,可以幫助血壓降低。
* 檢視服用的藥物,與醫師討論目前所服用的藥物及其使血壓上升的可能風險。

低血壓者的飲食仍須口味清淡

高血壓患者必須減少鹽的攝取,那麼低血壓者是否可以經由增加血液中的鈉離子濃度,使得血壓上升?這是一種非常危險且不明智的推理,無論高血壓或低血壓者都必須保持口味清淡,這才是較正確且長遠的保健。

血壓低於正常的情況[2]下流向大腦的血液量不足,腦細胞無法得到

註釋

2 指收縮壓低於正常血壓120毫米汞柱,舒張壓低於80毫米汞柱(mmHg)。

足夠的氧氣和營養物質，因而出現頭暈、暈眩甚至暈倒。最常見的低血壓是姿勢性低血壓（orthostatic hypotension），是指從坐姿或臥位轉換到站姿時，出現頭暈不適的症狀。這是因為在從坐姿站立的一瞬間，血液仍留在肢體下半身的靜脈中，使得血壓過低，一般人通常能夠快速由姿勢性低血壓調節到正常血壓。

　　改善低血壓的正確方法應該是養成規律的運動習慣，以促進血液循環。體內水分不足也是導致低血壓的原因，平時要注意水分的補充，夏季流汗容易散失水分，留意因中暑脫水產生的低血壓。生活中要避免攝取過多的鹽以及含酒精的飲料，這些都有可能造成脫水。

Part 3

3

糖尿病最好從前期開始重視

糖尿病會導致多種嚴重的併發症，在前期就必須防止它繼續惡化

美國全國糖尿病調查報告，2020年65歲以上糖尿病患者占人口26.1%。美國疾病預防與控制中心（CDC）估計，2017~2020年65歲以上糖尿病患者占人口29.2%，其中已被確診的為24.4%。臺灣國家衛生院2019年糖尿病年鑑指出，罹患糖尿病的人口約有230萬，且每年以25,000人的速度持續增加；2021年中國是成人糖尿病患者最多的國家，過去的10年（2011至2021年），糖尿病患者由9,000萬例增加至1.4億例，增加56%，其中7,283萬例為第二型糖尿病前期，比例高達51.7%。由此可見，糖尿病是許多已開發和開發中國家一個相當嚴重的健康問題。

糖尿病若沒有適當控制，會威脅從頭到腳每個部位的器官功能，例如視力模糊、記憶力減退、心臟病、中風、神經性損傷、腎臟疾病、截肢、牙齦發炎等。這些併發症好比樹枝，會朝不同且無法預知的方向延伸，最好的預防方法是在糖尿病前期就防止其繼續惡化，不得讓其演變

成無法逆轉的生理傷害。

　　糖尿病可以透過簡單的空腹血糖檢測及早發現並加以控制。越早知道自身患有糖尿病或有患糖尿病前期的風險，就可以越早開始修正生活型態，控制糖尿病相關的危險因素，長期改善健康狀況。

糖尿病是血糖超出正常值而出現糖尿

　　糖尿病顧名思義就是尿液出現糖的一種代謝異常現象，血糖濃度高於正常值是其主要症狀。血糖在生理上是供應體內能量的主要來源，其中最重要的關鍵激素是「胰島素」。胰島素相當於一把鑰匙，可以開啟讓血糖進入細胞。人體攝取碳水化合物後，會被分解及轉換成葡萄糖，此時胰島素會和細胞膜上的胰島素接受體結合，釋放信號，由葡萄糖運輸體讓血液中的葡萄糖進入細胞內，使得血糖可以被燃燒成為能量來源，或轉變成脂肪加以儲存。

　　然而當胰島素有阻抗現象時，葡萄糖運輸體並沒有接收到讓葡萄糖進入細胞內的訊號，使得血糖滯留在血液中，導致血糖濃度過高，這是最常見的第二型糖尿病（參考圖3-3）：因為90~95%的糖尿病發生在成年之後，所以又稱之為「成年型糖尿病」。第一型糖尿病又稱為「幼年型糖尿病」，和自體免疫功能失調有關。

　　胰島素是由胰臟的貝他細胞（β cells）所分泌，胰島素阻抗發生的原因很多，若攝取糖或精製碳水化合物的量或頻率高，貝他細胞就會不斷分泌胰島素以恆定血液中過多的血糖。長期如此，貝他細胞疲乏，無法再製造足夠的胰島素，致使體內無法維持正常血糖的恆定，導致尿液中出現糖，也就是所謂的「尿糖」。

　　隨著年齡增長，貝他細胞衰退比例也會增加，因此65歲以上的年長者罹患糖尿病的機率達25%。

圖 3-3　第二型糖尿病

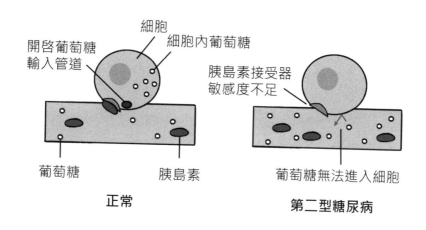

經常吃糖，不一定會直接導致糖尿病

　　導致糖尿病的危險因素包括體重超重、肥胖、老化、壓力、缺乏運動等。過去30年，現代人的飲食分量及含糖飲料的攝取量增加，活動量減少，使得肥胖率速增，而罹患糖尿病的機率也相對提高。

　　最新的研究證據（O'Hearn, M. et al., 2023）顯示，73%的第二型糖尿病與飲食不良所導致的肥胖有關。這項研究在1990~2018年於184個國家評估11種和飲食相關的項目，最主要的飲食不良因素包括全穀類攝取不足〔26.1%（25.0~27.1%）〕、攝取過量的精製白米和小麥麵粉〔24.6%（22.3~27.2%）〕，以及攝取過量的加工肉類〔20.3%（18.3~23.5%）〕。

　　長期攝取過多的食用糖、高果糖玉米糖漿、蜂蜜、龍舌蘭糖漿，甚至水果所含的天然果糖，都會導致身體胰島素阻抗，增加罹患糖尿病的危險性。然而糖尿病是因為生理上胰島素功能有所缺失，經常吃糖雖然會增加罹患糖尿病的風險，但並不一定會直接導致糖尿病。

空腹血糖測量超出正常值，不一定是糖尿病

糖尿病的診斷共有3個指標，分別為：

1. 空腹血糖值

空腹8小時後抽血檢查每100毫升（c.c.）血液所含的葡萄糖濃度（毫克）。空腹血糖測量值高於正常值，雖是判斷糖尿病的主要指標之一，但也可能僅是暫時性，不代表一定會出現糖尿。糖尿病的診斷，不僅是根據空腹血糖值，還必須測試血紅蛋白HbA1C。

2. 血紅蛋白HbA1C

是測試附著在血紅蛋白上的血糖（葡萄糖）量。血紅蛋白是紅細胞的一部分，可將氧氣由肺部輸送到身體其他部位。這是一項很重要的血液測試，可以追蹤過去2~3個月內的平均血糖（葡萄糖），亦是糖尿病控制情況的指標。

3. 口服葡萄糖耐量試驗

在空腹狀態下喝含有75克的葡萄糖溶液，在2小時後抽血，每30~60分鐘再次採集血液，整個測試過程最多可能需要3小時。經由血糖起伏變化，檢視胰島素功能被挑戰的狀況，這通常用在妊娠糖尿病。

當被告知有血糖偏高的現象（糖尿病前期）時，要將這視為重要的生理警訊，開始修正自己的飲食、生活型態，讓過勞的胰臟有機會喘息。雖然無法痊癒，但90%的第二型糖尿病，可以經由飲食及生活型態的調整改善胰島素功能的敏感性。

表 3-5 **糖尿病診斷指標**

	正常	糖尿病前期	糖尿病機率高
空腹血糖值	< 70~100 毫克 / 100 毫升	100~125 毫克 / 100 毫升	≧ 126 毫克 / 100 毫升
血紅蛋白 A1C（HbA1C）	< 5.7%	5.7%~6.4%	≧ 6.5%
口服葡萄糖耐量試驗	< 140 毫克 / 100 毫升	140~199 毫克 / 100 毫升	≧ 200 毫克 / 100 毫升

容易餓可能是糖尿病的警訊之一

糖尿病經常出現「三多一少」的症狀，也就是吃多、喝多、尿多，以及體重減少。因為進食之後，血糖上升，身體內的胰島素無法有效工作，隨之出現口渴的感覺，進而飲用較多的水分，增加排尿，且由尿液帶出糖，血糖隨之下降，而再回到想吃東西以提升血糖的三多惡性循環中（參考圖 3-4）。

圖 3-4 **糖尿病的三多**

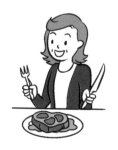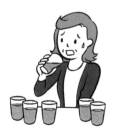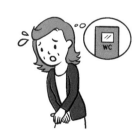

糖尿病飲食重點：多攝取中或低升糖指數食物

　　血糖即是血液中「葡萄糖」的濃度，所謂糖尿病是因為胰島素功能不足，無法適時、適度調節體內的血糖恆定。白米飯屬於比較容易消化吸收的澱粉，澱粉是多醣類，攝取後經消化、分解，變成葡萄糖才能被人體吸收、儲存和利用。白米飯會使得血糖上升速度比粗糙全穀類快。簡單來說，糖尿病患者可以吃米飯，但至少有一半以上至四分之三來自糙米飯或多種全穀類。換言之，控制所謂的「高升糖指數」食物，多攝取中或低升糖指數食物。

表 3-6　**食物升糖指數類表**

穀類／ 澱粉類	指數	蔬菜	指數	水果	指數	乳製品	指數	蛋白質 食物	指數
米糠 （麩皮）	27	蘆筍	15	葡萄柚	25	低脂 優酪乳	14	花生	21
麩皮穀物	42	花椰菜	15	蘋果	38	原味 優酪乳	14	豆類 （乾）	49
義式麵條	42	芹菜	15	桃子	42	全脂奶	27	扁豆	41
玉米	54	黃瓜	15	橘子	44	豆奶	30	大紅豆	41
地瓜	61	萵苣	15	葡萄	46	脫脂奶	32	豌豆	45
白米	64	甜椒	15	奇異果	52	巧克力奶	35	皇帝豆	46
全麥麵包	71	菠菜	15	香蕉	54	水果風味 優酪乳	36	鷹嘴豆	47
烤馬鈴薯	85	番茄	15	芒果	56	冰淇淋	61	黑眼豆	59
燕麥	87	洋蔥	15	鳳梨	66				
白麵包	100	胡蘿蔔	49	西瓜	72				

低升糖指數（55 以下）；中升糖指數（56-69）；高升糖指數（70 以上）。

「升糖指數」是根據食物對血糖濃度的影響，將食物按1到100的指數進行排序，白糖或白吐司麵包定為100，換言之這兩種食物會使得血糖快速上升。指數70以上歸為「高升糖指數」食物，例如高度加工的精製穀物，如白米、白麵食、即食燕麥片、餅乾、椒鹽脆餅、澱粉類蔬菜如馬鈴薯等。指數56至69歸為「中升糖指數」，指數55以下歸為「低升糖指數」，例如非澱粉類蔬菜，胡蘿蔔、全穀類、豆類、燕麥片、糙米、大多數甜度低的水果。

適度調整碳水化合物的攝取量和種類，即使是糖尿病患者，仍然可以享受優質的飲食生活。

第二型糖尿病可以由調整生活方式預防及改善

調整飲食型態，養成規律運動習慣，可以預防及改善第二型糖尿病：

1. 每日運動30分鐘以上

許多研究證實，體重管理和每天運動至少30分鐘以上，可以預防及改善第二型糖尿病，尤其糖尿病前期者受益更大。

2. 遠離含糖飲量

汽水、運動飲料、含果汁風味的飲料、含甜味的茶、咖啡，這些都會加速惡化血糖恆定。研究證實，飲用含糖飲料者會明顯增加體重，因為人體並不會自動辨識來自液體的熱量。每天喝一次含糖汽水，較一個月喝一次的人，罹患糖尿病的危險率會增加30%。尤其含糖飲料中所添加的大都是高果糖玉米糖漿，會導致內臟脂肪堆積在腹部深層，明顯增加心臟血管疾病風險。

3. 蛋白質來源以不飽和脂肪酸含量高的為主

　　不飽和脂肪酸含量高的蛋白質食物包括魚類及植物性蛋白質，用以取代飽和脂肪酸含量高的蛋白質食物，例如牛肉，尤其是加工肉類製品，如香腸、火腿、熱狗、肉鬆等。食用過量飽和脂肪酸會增加罹患糖尿病的機率。

4. 減少精製穀類食物

　　胰島素功能不足，無法適度調節體內的血糖恆定，在日常飲食中需盡量避免攝取升糖指數高的食物，例如以精製澱粉製成的食品，包括白吐司、白麵包、白麵條，各種糕餅甜點等。

5. 增加膳食纖維的攝取

　　同一餐當中攝取膳食纖維含量多的蔬菜、水果和豆莢類，可以緩和血糖上升，不致於在短時間內急劇起伏。此外，鎂在胰島素的合成製造中是非常重要的原料之一，全穀類、綠葉蔬菜、堅果、豆類和酪梨等食物中含豐富的鎂。

資料來源─────────

O'Hearn, M., Lara-Castor, L., Cudhea, F. *et al.* (2023) Incident type 2 diabetes attributable to suboptimal diet in 184 countries. *Nat Med* 29, 982–995.

Part 3

4

吃得正確延緩癌細胞生長

良好的生活習慣與健康飲食，
可以延緩癌細胞的形成

　　癌症是全球主要死亡原因之一，大多數被診斷出患有癌症的人和大多數癌症倖存者的年齡都在65歲以上。根據美國疾病預防與控制中心（CDC）的數據，癌症是65歲以上人群中第二大死亡原因，年齡在65歲以上，有28%的男性和21%的女性被診斷有癌症。美國癌症學會公布，2023年新病例數為1,958,310人（男性51.59%，女性48.41%）。但因2019年之後治療方案進步，死亡人數下降33%，609,820人死於癌症（男性52.82%，女性47.18%）。在臺灣，癌症是十大死因之首，發生人數2020年一年內有11萬人。在中國，2022年癌症新病例數約是美國的兩倍，但死亡病例數約是美國的五倍。

　　許多類型的癌症透過篩檢（如乳房X光檢查、結腸鏡檢查和皮膚檢查）能夠提早發現，都可加以治療控制。倘若已經發生，癌症並非絕症，仍然可以與個人的醫療團隊配合，維持健康生活，改善高齡癌症者的生活品質（包括治療期間）。

罹患癌症絕不是運氣不好

　　良好的生活習慣可以延緩腫瘤形成的速度。美國約翰霍普金斯大學曾有一項臨床醫學研究報導，提到「罹患癌症的人當中，有三分之二大都是運氣不好」，這指的是細胞「基因」的改變，千萬不可以誤解成聽天由命。事實上，每一個個體內或多或少都有癌細胞存在，人體具有極為奇妙的防衛系統，在免疫功能好的狀況下，會自動將不好的細胞排除；反之狀況不好時，這些癌細胞就有可能快速不正常增生，進而侵犯身體正常生理功能。

　　也有不少人在被診斷出罹患癌症後，第一個反應是心理上出現憂鬱，而影響正常的生活品質及飲食。換言之，不少癌症病人並非死於原來診斷的病症，而是因營養不良導致免疫力下降，治療效果不佳，或是有其他併發症。因此，一旦被診斷出罹患癌症，務必以正面的態度面對，維持良好的身體狀態，積極地治療；而不是沮喪或迷信於沒有根據的偏方。

　　癌症患者的熱量攝取應該比一般人多20%。在治療過程中最重要的是攝取足夠的各種營養素，讓身體備足本錢，維持良好免疫功能，以接受治療期間的種種挑戰。

良好的飲食內容可以延緩癌細胞的生長

　　癌細胞的形成有兩個階段，首先是細胞內基因DNA發生異常，造成細胞病變的致癌啟始因子包括：石棉、輻射線、黃麴菌毒素、農藥、殺蟲劑、激素等。一旦細胞內基因異常形成所謂的癌細胞，在成長為腫瘤，影響到正常生理功能的過程中，會因應環境以及飲食內容而有「加速」或「延緩」病變速度的兩種可能性（參考圖3-5）：

兩種會「加速」癌細胞形成的促進因子

(1) 飲食：過量蛋白質、高飽和脂肪酸飲食、膳食纖維攝取不足、煙燻及鹽醃食品、某些人工添加劑、色素……等。

(2) 環境：水汙染、缺乏運動、飲酒、吸菸、二手菸……等。

反之，可以「延緩」癌細胞形成的兩種因子

(1) 飲食：抗氧化劑、維生素 A、E、C、膳食纖維、硒等礦物質。

(2) 環境：遠離所有促進因子。

　　雖然仍無法完全掌控細胞基因的異常，但日常生活中可以經由減少接觸環境中的汙染因子，來減低基因異常的發生速度，以健康飲食和良好的生活習慣，來延緩癌細胞形成的過程。

圖 3-5　癌細胞形成的兩個階段

細胞、組織或器官

第一階段：
啟動DNA異常　　　曝露致癌因子（化學品、激素、病毒、發炎、紫外線、輻射線）

DNA或基因異常

第二階段：
演進速度

1. 促進或加速癌細胞生長
　　或是
2. 抑制或延緩癌細胞生長

癌

由飲食延緩癌細胞形成

　　若要延緩癌細胞的生長，多吃蔬菜水果是最簡要的方法。一些研究表明，癌細胞偏愛在酸性環境下生長，所以多吃蔬果可以使體液偏微鹼性「，換言之素食者罹患所有癌症的風險都較肉食者低，但不代表要飲用鹼性水。此外有乳癌和大腸癌高危險機率者，飲食中過多的飽和脂肪酸會加速癌細胞的生長；反之增加飲食中膳食纖維的攝取量，縮短代謝廢物殘留在體內的時間，可以減緩癌細胞的形成速度。

　　發霉的玉米及穀類（米）絕不能吃，因為很可能含有黃麴菌毒素，其會導致肝細胞變異成癌細胞。燻烤和醃漬食品所含的硝酸鹽添加物，會加速胃癌細胞的形成。而維生素C可以減少傷害物質的形成，所以在吃烤肉、香腸或熱狗的同時，必須同時攝取富含維生素C的食物，例如與橘子或新鮮的橘子汁一起食用。注意香腸和烤肉不要和養樂多或其他乳酸飲料共同食用，這兩者的組合會產生致癌物亞硝胺。

延緩癌細胞生長的飲食原則

　　以下提供7個飲食原則，可以審視自己的飲食習慣加以修正，以減少不良的飲食因素，改善健康狀況，正在接受治療的人也可以參考：

1. 增加植物性食物，減少動物性食物

- 增強膳食纖維的攝取量，多食用蔬菜及全穀類。
- 減少肉類的攝取量，尤其是紅色肉類及加工肉品。

註釋

1　蔬菜水果是鹼性食物，肉類、糖、碳水化合物的食物是酸性食物。其中最容易被誤認的是橘子、檸檬，因吃起來有酸味，所以會被誤認為酸性食物，但水果、蔬菜屬於鹼性食物。換言之，素食者體液偏微鹼性，肉食者偏微酸性。

2. 增加健康油脂，減少飽和脂肪酸

- 烹調或涼拌時，採用橄欖油替代麻油、奶油、豬油或雞油。
- 盡量去除肉類所含有的肥肉部分，以減少動物性飽和脂肪酸的攝取。
- 每週至少吃1~2次的魚或海鮮。
- 減少速食、油炸食品、加工食品的攝取。
- 仔細核對營養成分標示，避免含有氫化油、高果糖玉米糖漿、人工色素、人工調味劑、防腐劑、棕櫚油和椰子油的加工食品。

3. 增加含抗氧化力的食物

- 增加攝取顏色深的漿果類水果：藍莓、黑莓和深色葡萄。
- 增加攝取各種各樣顏色鮮豔的新鮮水果和蔬菜。
- 多攝取天然食物，減少加工食品。
- 食用燒烤或加工肉品時，在同一餐中同時攝取橘子或其他含維生素C及膳食纖維豐富的蔬菜和水果。
- 在烹調中添加可以增強免疫力的植物香料，例如咖哩、大蒜、薑、九層塔等。
- 飲用足夠的水分。

4. 避免在烹調過程產生致癌物

- 採用水煮、清蒸、涼拌等較為健康的食物烹調方式，避免在烹調、加熱過程中產生致癌物質。
- 避免高溫加熱食用油。
- 避免食用過度燒烤的食物。

5. 注意使用的容器以及食物的保存

- 避免食用發霉的食物。
- 正確使用微波爐，使用可耐高溫的玻璃、陶瓷容器、耐熱型塑膠容

器加熱，不要任意使用塑膠容器。

- 選擇品質好的碗盤、杯子、鍋鏟，勿忽略這些也可能是汙染食物的外在因素。
- 避免用塑膠袋、免洗餐盒等盛裝熱食，高溫會讓塑化劑滲入食品。
- 請將食用油儲存在密閉容器中，並儲存在陰涼避光處。

6. 確保衛生與食品安全（尤其是癌症治療期間免疫力較弱，一定要注意）

- 準備食物及進食之前，務必要用肥皂充分洗手，而不是消毒液。
- 蔬菜和水果必須徹底清洗乾淨（不妨在浸泡的水中加入數滴白醋）。
- 食物必須保存在適當的溫度下，儲存在冰箱（低於4℃）或冷凍庫中，抑制細菌的生長。
- 生肉、魚、家禽和雞蛋必須分開處理。
- 徹底清洗使用過以及接觸過生肉的餐具、檯面、砧板、海綿或抹布。
- 肉類、家禽、海鮮必須徹底煮熟，食用前，使用食物溫度計測量肉內部中心點的溫度（畜肉須煮熟至中心溫度72℃以上，禽肉則須煮熟至中心溫度74℃以上），以確保食物安全。
- 忌吃未經處理過的蜂蜜、牛奶和果汁，選擇經巴氏殺菌過的產品。
- 避免沙拉吧、壽司、未煮熟的肉、魚、貝類、家禽和雞蛋。

7. 舒適的用餐地點與用餐方式，促進食慾

- 自備餐點，以確保食物的內容、分量及安全。
- 確保進食的環境乾淨衛生，避免吵雜擁擠。
- 依據個人的吞嚥能力，調整食物的型態。

延緩癌細胞演進，應避免的食物

以下12類食品，儘可能從日常飲食中去除：

1. **微波爆米花**：微波爆米花所使用的紙袋內層，含有一種名為全氟辛酸（Perfluorooctanoic acid –PFOA）的有毒物質。

2. **番茄罐頭**：大部分罐頭食品已被塑化劑雙酚A（BPA）汙染，這會誘發基因異常。尤其番茄罐頭最為嚴重，因為番茄浸泡在酸性液體中，鋁罐容器內層塗面上的BPA會滲入番茄原料中。選擇玻璃罐裝為宜。

3. **加工過的肉類製品**：例如香腸、火腿、熱狗、培根、燻肉等，含有亞硝酸鹽，當轉變為亞硝胺，有致癌疑慮。

4. **人工飼養的鮭魚**：養魚場飼養鮭魚，有時會使用抗生素、殺蟲劑及不明的化學物，這些可能會造成細胞異常，甚至也可能被多氯聯苯（PCBs）和汞汙染。

5. **玉米脆片或洋芋片等各種香脆零食**：香脆零食含有會導致血清壞膽固醇上升的反式脂肪，此外鹽、人工調味料、防腐劑以及人工色素的含量都很高，再者為了增加脆片脆度，添加的丙烯醯胺（acrylamide）是種致癌物質。

6. **原料中使用氫化油（hydrogenated oil）的加工食品**：例如烘焙食品、餅乾、各種酥脆零食經常用其來保存和改善食品外觀。這類食品同時含高量 ω-6脂肪酸，攝取過多 ω-6脂肪酸會誘發身體發炎，影響健康。

7. **醃漬或煙燻食物**：這些食品含鹽量高且有各種添加物，絕對會造成負面的生理影響。

8. **基因改造的農產品**：例如玉米、馬鈴薯、穀類和黃豆，大都是基因改造生物體（GMOs），會誘發免疫系統使身體發炎。至今醫學上尚無肯定的科學證據，但潛在的負面影響仍不排除。

9. **含高量精製糖的食品**：例如糖果、蛋糕、餅乾、汽水、可樂、甜茶及各式甜點，大都含有高果糖玉米糖漿，會誘發體內發炎。

10. **含人工甜味劑（代糖）的飲料和加工食品**：人工甜味劑雖不含熱量，但仍會使體重上升及導致糖尿病，且在分解後對胃產生毒性。

11. **含有酒精的飲料**：過量酒精會增加口腔、食道、肝、直腸、結腸癌及停經後女性罹患乳癌的機率。

12. **紅色肉類**：紅色肉類，例如牛肉含有高量的飽和脂肪酸，可能會增加直腸與攝護腺癌的機率。

年長者禁不起跌倒

跌倒骨折恐會導致臥床

　　經常聽到年長者禁不起跌倒，這的確是一個普遍存在的健康問題。年長者會因衰老出現骨質疏鬆、肌肉流失失去腿部力量、平衡感和柔韌性也會變差，而容易失去平衡跌倒，導致瘀傷或骨折。據統計，每隔15秒就有一位年長者因跌倒被送往急診室，每29分鐘就會有一位年長者因跌倒而死亡，跌倒是造成年長者意外受傷的主要原因。

　　根據美國疾病預防與控制中心的數據，每年有250萬人因跌倒而在急診科接受治療，其中65歲以上的年長者比其他年齡層的人都多。根據2015年8月在《美國急診醫學雜誌》（*American Journal of Emergency Medicine*）上發表的一項研究，三分之一因跌倒前往急診室的人，會在一年內再次回到急診。

　　2013年1月在《傷害與暴力研究雜誌》（*Journal of Injury and Violence Research*）上發表的一項研究，大多數跌倒都發生在室內，包括被地毯絆倒和浴室地板打滑。換言之，年長者的跌倒問題是可以避免

的，透過增加運動量，鍛鍊腿部肌肉力量，調整家中擺設動線，就能大幅減少跌倒的機率。

跌倒最大的傷害是骨折

骨折的因素不外乎以下 3 種

(1) 外傷：包括跌倒、扭傷、運動損傷、車禍、外力撞擊。

(2) 骨骼的健康狀況削弱：包括骨質疏鬆症、感染、成骨不全症、慢性類固醇使用。

(3) 骨骼腫瘤。

　　骨折雖然不會直接導致死亡，但會導致活動能力下降，致使健康狀況惡化和生活品質下降，甚至可能演變成長期臥床，影響器官功能正常運作、出現併發症，千萬不可輕忽其潛在風險。

　　跌倒造成骨折的兩個潛在健康因素，分別是「骨質疏鬆症」和「肌肉衰減症」，這兩個健康問題和日常飲食有著密切的關係，在接下來的兩篇會針對這兩點詳細介紹。

跌倒骨折的危險因素之一：骨質疏鬆症

20% 的骨質密度可以經由運動和攝取適當的營養來改善

在廣告用詞中經常提到年長者因年紀大了骨質疏鬆，所以經常腰痠背痛。事實上，腰痠背痛並不是因為骨質疏鬆，大都是肌肉和關節的疼痛。骨質疏鬆並沒有疼痛感覺，而是在跌撞時容易導致骨折。

隨著年齡增長，骨質密度降低，有時會降到諸如站立或坐下這些簡單的動作都會導致骨折的程度。這種極為嚴重的情況不常出現，通常發生在 80 到 90 歲末的高齡年長族群中。美國國家骨質疏鬆症基金會估計，美國有 5,400 萬 50 歲以上的年長者有骨質密度低或骨質疏鬆症的問題，曾估計 2020 年，人數會增加到 6,440 萬。一文獻將 86 項研究報告進行分析（Saliari, N. et al., 2021），其樣本量為 1 億 333 萬 4,579 名，年齡在 15~105 歲之間。使用薈萃分析[1]，結論指出世界骨質疏鬆症的

註釋

1 薈萃分析（meta-analysis），將同一主題的多項獨立研究的數據整合在一起，以確定總體趨勢。

患病率為18.3%。全世界女性的骨質疏鬆症患病率為23.1%，男性為11.7%。

資料來源 ————

Salari, N., Ghasemi, H., Mohammadi, L. et al. (2021) The global prevalence of osteoporosis in the world: a comprehensive systematic review and meta-analysis. *Journal of Orthopedic Surgery and Research* 16, 609.

骨質疏鬆症是骨質密度流失

骨骼不是死的組織，主要由兩部分構成，外部是比較堅硬的密質骨（compact bone），占骨骼的80%，這部分的堅韌度會受飲食中鈣的攝取量和運動所影響，剩餘的20%是位於骨中間部位的海綿狀組織和骨髓（參考圖3-6）。

「骨質疏鬆」是海綿狀組織的骨質密度流失（參考圖3-7）。當骨質密度流失，呈現出骨質疏鬆症，通常沒有任何症狀，也就是大部分的人並不知道自己的骨質密度指數，於是在不知不覺中骨骼漸漸變得脆弱，直到骨折發生。骨骼內部是含有蜂巢狀空隙的骨髓，由液體的骨髓細胞（製造血液）及一些脂肪細胞填充空隙。骨質密度會受雌激素所影響，所以女性停經之後骨質密度會加速流失。所有女性在50歲之後多少都有骨質流失現象，尤其在停經之後5到7年左右骨質會流失15%。男性骨質流失的現象雖較女性緩和，但一樣會因為年紀增長有骨質疏鬆的危險。由於骨質密度和骨折機率成反比，女性在65歲，男性在70歲之後都應該做骨質密度測量（參考圖3-8，P.154）。

圖 3-6 **骨骼的構造**

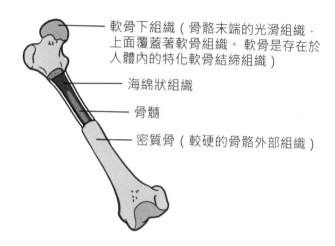

軟骨下組織（骨骼末端的光滑組織，上面覆蓋著軟骨組織。 軟骨是存在於人體內的特化軟骨結締組織）

海綿狀組織

骨髓

密質骨（較硬的骨骼外部組織）

圖 3-7 **正常的骨質密度 vs 骨質疏鬆的骨質密度**

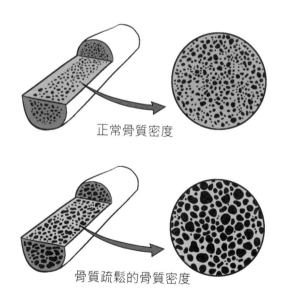

正常骨質密度

骨質疏鬆的骨質密度

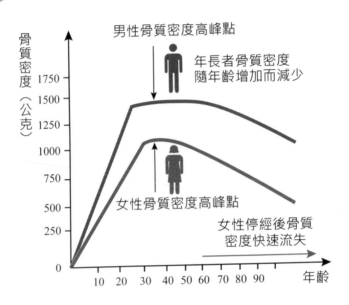

圖 3-8 骨質密度與年齡的關係

預防骨折方法：一、減緩骨質密度流失

　　骨質密度流失速度取決於青年期間骨質密度的儲存高峰點狀況，骨質密度的高峰點在 25 歲左右，在這年齡之前盡可能儲備骨質密度。骨質密度 80% 是受基因影響，20% 可以經由運動和攝取適當的營養來改善，尤其到了 65 歲之後，有運動習慣，攝取足夠的鈣、不抽菸、不過量飲酒，這些對骨質密度保持都有幫助。

　　維繫健康骨質密度和許多營養素有密切關係，例如鈣、維生素 D、蛋白質、鎂和磷。其中最重要的兩個營養素分別為鈣與維生素 D。鈣是骨骼的主要成分，而鈣的吸收需要有維生素 D，血液中維生素 D 的濃度偏低時，骨質流失速度加快，此外維生素 D 還可強化肌肉的塑造。

　　人體皮膚經由紫外線 B$_2$ 的照射可以自行合成維生素 D，因此適度曝

露在陽光下有益於骨質健康。曝晒時間因個人皮膚對陽光的敏感性而有差異，皮膚顏色較深的人可能需要較長的曝晒時間，但基本上每天中午左右曝晒在陽光下10至30分鐘，可以維持血液中健康維生素D濃度。

再者，多攝取蔬菜、水果、豆莢類等植物性食物，減少酸性食物例如動物性蛋白質、精製穀類澱粉質的攝取，是另一個減緩骨質流失的條件。

預防骨折方法：二、塑造肌肉

預防骨折除了要維持骨質密度外，肌肉的塑造也同等重要。因為肌肉虛弱會使得腿部無力，行動時的平衡能力變差而容易跌倒，會增加骨折機率。跌倒造成的骨折經常發生在骨盆髖關節、手腕或脊椎骨，其中骨盆髖關節和脊椎骨的骨折會影響行動能力，對生活品質影響極大。

每天至少30分鐘的強力運動或有氧運動（參考2-5篇，P.075~076），對骨骼健康絕對有幫助。對骨骼施力可以增強韌度，所以走路和跑步比游泳對骨骼健康更有益。騎或踩腳踏車對骨骼本身並沒有明顯效果，但有益於關節健康。太極拳雖然無法對骨骼韌度施力，但可以加強平衡和反應能力，減少跌倒的機率。

每日需要攝取的鈣量

停經後的婦女，或者已被診斷出有骨質疏鬆症的人，務必從飲食中

註釋

2 紫外線（UV）是一種非電離輻射，由太陽和人造光源發出，依波長分別為紫外線A（波長320~400奈米的紫外光），紫外線B（波長280~320奈米的紫外光），和紫外線C（波長100~280奈米的紫外光）。

攝取足夠的鈣。若考慮服用鈣片來補充身體缺乏的鈣質，一天鈣片的攝取量以1,000~1,500毫克為限，且單次吃500毫克，分多次少量補充，身體吸收較好。一次補充高劑量身體無法全部吸收，容易出現便祕、腹脹等副作用。

▼ 表 3-7　鈣的每日建議攝取量

女性	19~50 歲	1,000 毫克
	50 歲以上	1,200 毫克
男性	19~70 歲	1,000 毫克
	70 歲以上	1,200 毫克

▼ 表 3-8　維生素 D 的每日建議量

成年人	600 I.U.（國際單位）
70 歲以上	800 I.U.（國際單位）

鈣和維生素 D 的食物來源是多元的

　　牛奶和乳製品雖是良好的鈣質來源，然而素食或患有乳糖不耐症的人無法從牛奶或乳製品攝取鈣質，但也不用擔心，因為鈣質來源是多元的。富含鈣質的食物除了牛奶、優酪乳、乳酪等乳製品，還包括帶骨一起食用的沙丁魚、小魚乾、芝麻、堅果類、棗類及各種深綠色蔬菜。盡量在三餐中攝取各種含鈣豐富的食物。

建構骨骼的元素除了鈣，還有鎂、磷和維生素D

(1) 鎂：食物來源有五穀類、乳製品、瘦肉、豆莢類、堅果類等。

(2) 磷：含蛋白質豐富的食物例如各種肉類也同時含有磷，尤其是牛奶、肝臟、酵母粉含磷量較高。但需注意，若長期攝取過多的磷，反會促使鈣流失量增加，所以不宜過多。

(3) 維生素D：動物性食物維生素D來源較多，包括鮪魚、比目魚、鯖魚、鮭魚、鰻魚、魚卵、肝臟、蛋黃、乳製品等；植物性來源較少，包括乾香菇、黑木耳。此外也可選擇強化維生素D的牛奶、橘子汁、豆漿和早餐穀物片。

鈣補充劑的種類

鈣補充劑依成分歸為兩大類

(1) 人工鈣：包括檸檬酸鈣、碳酸鈣、乳酸鈣。
(2) 天然鈣：大多從牡蠣或動物骨粉萃取。

天然鈣的價格較人工鈣貴。市售最常見的是碳酸鈣，因為成本較便宜、含鈣比例較高，但容易出現便祕、腹脹的副作用。建議選擇檸檬酸鈣，較不會有這類副作用。鈣的吸收同時需要有維生素D的存在，選擇同時含維生素D及鎂的複方成分，吸收效果會更好。

■ 表 3-9 **鈣補充劑**

	檸檬酸鈣	碳酸鈣（最常見）	乳酸鈣	天然鈣
含鈣比例	21%	40%	13%	40%
吸收率	30%	30%	29%	30%
特點	比較不易產生便祕、腹脹等副作用，但含鈣比例略低。	成本低，含鈣比例較高，但易產生便祕、腹脹等副作用。	含鈣比例最低，市面上也較少見。	含鈣比例較高，含其他微量元素，但昂貴，且成分來源可能有重金屬等汙染。

服用鈣補充劑的注意事項

服用鈣和維生素 D 補充劑最好在用餐前後 2 小時內服用，不要空腹服用。因為鈣的吸收需要維生素 D 同時存在。而維生素 D 是脂溶性維生素，必須有油脂的存在才能加以吸收、利用。

不宜和茶一起服用，因為茶葉含有單寧酸，會抑制鈣質吸收，影響吸收效率。此外維生素 D 不能過量，因為維生素 D 和水溶性維生素（C 和 B 群）不一樣，攝取過量無法隨尿液排出體外，恐會導致高血鈣症，增加腎結石機率。所以服用維生素 D 補充劑要謹慎，如果鈣片中已有含維生素 D，就不需另外添加維生素 D。

5-3

跌倒骨折的危險因素之二：
肌肉衰減症

年長者肌肉衰減的嚴重性已不亞於三高

　　因跌倒導致骨折，大多數人會立即歸咎於骨質疏鬆症，卻忽略了肌肉衰減帶來的影響。以往對因老化隨之而來的慢性疾病以「三高」（高血壓、高血糖、高血脂症）為主，但近年來醫界注意到年長者肌肉衰減症的嚴重性已不小於三高。

　　肢體肌肉對身體的功能性活動非常重要，例如從椅子上或車內座椅起身站起來、爬樓梯、提物品、抱孩子都需要肢體肌肉來主導。當肢體骨骼肌肉量與強度逐漸流失，會出現活力降低、身體變得虛弱、四肢功能下降、容易跌倒等，進而影響生活品質，甚至死亡。

　　普遍認為「健身」是年輕人為了追求外貌塑身所從事的重量運動，和年長者無關。事實不然，鍛鍊肌肉絕不是年輕人的專利，年輕人的健身著重在上半身肌肉的塑造；而年長者更需要強健的肌肉質量來維持健康生活品質，尤其是腰部以下和下半身腿部的肌肉，務必避免肌肉量和功能的喪失。

肌肉量的多寡，是影響年長者死亡風險的關鍵之一

「肌肉衰減症」是一種漸進性和全身性的骨骼肌肉流失，肌肉內細胞數量減少，所引起的一種緩慢退化過程。原因很多，包括運動神經元和肌肉纖維減少、合成代謝阻抗、肌肉再生受損（蛋白質的分解超過合成）、慢性低度炎症及睪丸激素降低等。肌肉衰減症盛行率會隨著年齡增加而上升，因此被定義為與年齡相關的骨骼肌質量和強度的非自願性喪失。其症狀包括肌肉強度和活動力下降、容易疲憊、身體機能差、無意識體重減輕。經常有人指出「衰老由腳開始」，步履蹣跚確實是衰老過程中肌肉衰減的明顯表徵。

肌肉衰減症會對年長者的健康造成威脅，肌肉量的多寡，是影響年長者死亡風險高低的關鍵之一。肌肉衰減症除了容易跌倒，導致骨折，還有可能引發慢性疾病。臺灣國家衛生研究院曾公布一項研究報告，全臺灣每4名65歲以上年長者，就有一人因肌肉量不足，導致罹患高血壓、心臟病等慢性病的死亡風險，較同齡者高出近一倍。因此肌肉量是年長者對抗慢性病的本錢，若肌肉量不足，免疫力也會變弱，使得年長者更禁不起疾病的威脅。

不僅是年長者會有肌肉衰減

人體從出生到30歲左右肌肉會變得越來越多、越來越強壯；但過了30歲左右之後，肢體肌肉每年大約流失1%，這稱之為「肌肉衰減」。尤其是沒有運動習慣的人，其後每10年可能會減少多達3%~8%的肌肉量，即使有運動習慣，仍然會有肌肉損失，只是比例較少、速度較慢（參考圖3-9）。

步入中年之後，身體組成會有明顯的變化，最明顯的是身體總蛋白

圖 3-9　正常 vs 肌肉衰減症的肌肉

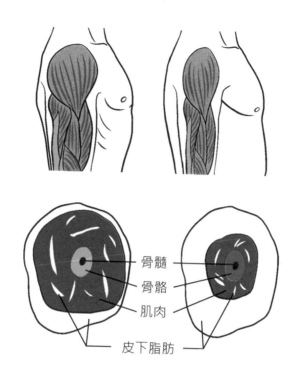

骨髓
骨骼
肌肉
皮下脂肪

質量減少。其中骨骼肌肉的衰減最為顯著。證據證明早在40歲左右開始，骨骼肌質量和強度會明顯下降，到80歲左右會流失多達50%的質量。通常在75歲左右急速發生，但也可能提早在65歲或延遲至80歲時加速（參考下一頁，圖3-10）。

不僅是年長且瘦弱的人會有肌肉衰減症，許多體重超重或肥胖的人也有肌肉衰減症，因為體脂肪多，在視覺上不易察覺，但在功能活動上顯得虛弱。

肌肉萎縮和肌肉衰減在定義上有所不同，肌肉萎縮是持續的不運動後（例如受傷後因使用支架加以固定），導致整個肌肉細胞流失。

圖 3-10 肌肉質量隨著年齡流失

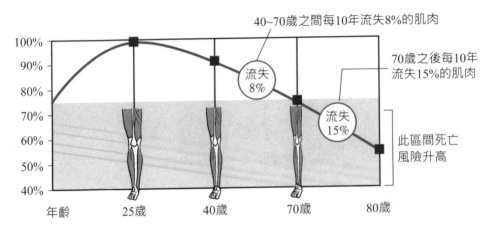

40~70歲之間每10年流失8%的肌肉

70歲之後每10年流失15%的肌肉

流失8%

流失15%

此區間死亡風險升高

年齡　　25歲　　40歲　　70歲　　80歲

※ 30 歲之後每 10 年流失 3~8% 的肌肉，40~70 歲之間每 10 年流失 8% 的肌肉，70 歲之後每 10 年流失 15% 的肌肉。

年長者肌肉衰減症的因素

　　肌肉每天都不斷地在進行「分解」和「合成」，兩餐之間，尤其是飢餓狀態時，肌肉分解率較高，反之進餐後肌肉合成率較高，年長者在用餐之後肌肉的合成率較年輕人低。據研究，全身蛋白質組織轉換率一般為30%，70歲時轉換速率會下降到20%或更少。

　　此外，年長者在咀嚼和吞嚥上較困難，間接導致不易從飲食中攝取足夠的蛋白質。再者，1970 年後營養、醫學及流行病學上不斷提出研究證據，顯示動物性食物因為含有較高量的飽和脂肪和膽固醇，與心臟血管疾病、肥胖、癌症等慢性疾病的形成有關，而這些慢性疾病普遍存在年長族群中，導致許多年長者無形中試圖減少飲食蛋白質的攝取。

　　當蛋白質攝取的量和質都無法補足兩餐之間的肌肉分解，日復一日體內的肌肉蛋白持續流失，會使得體力下滑、失去皮膚彈性、免疫功能

下降，無法抵抗感染、傷口癒合不良，生病時的恢復能力減弱。

導致肌肉衰減的其他原因

　　儘管肌肉衰減症多見於不運動的人，但也可能發生在規律運動的人身上，這一現象顯示肌肉發育過程中，還有其他因素會導致肌肉衰減，包括：

- 負責從大腦向肢體肌肉發送信號，以進行運動的神經細胞減少。
- 某些激素的濃度較低，包括生長激素、睪丸激素和類胰島素生長因子。
- 將飲食中蛋白質轉化的能力下降。
- 每天攝取的熱量或蛋白質比例不足以維持肌肉再生。
- 血液中維生素D濃度過低，也會增加肌肉衰減症風險。

運動是減緩肌肉衰減的主要方法之一

　　雖然肌肉衰減是老化的自然現象之一，但還是可以靠著「正確的飲食習慣」和「規律運動」減緩肌肉流失速度。

　　肌肉衰減的主要治療方法之一是運動，特別是阻力訓練或重力訓練（強力運動）。這些活動使用重物或阻力帶增加肌肉力量和耐力，幫助肌肉神經系統發育，並刺激激素，例如生長激素合成和分泌。

　　規劃阻力運動時需特別注意進行的次數、強度和頻率，如何在最低的受傷風險中獲得最大的益處。年長者尤其重要的是腿部和腰部的肌肉，鍛鍊腰力、腿力可以預防跌倒，也能輕鬆維持日常活動。下半身肢體障礙的年長者，上半身仍可做適度的重量訓練，維持肌肉量以改善自我支撐身體的力量。

肢體肌肉需要足夠優質的蛋白質做為原料

　　增加肢體肌肉量，在營養方面最重要的是攝取足夠、優質的蛋白質，這是建造肌肉的主要原料。蛋白質應該來自於真正的食物，而非高蛋白粉。真正的食物可以滿足飽腹感，且富含多元的營養素；而高蛋白粉並不是真正的食物，是種加工品，除了成分單一，還可能含有對身體無益的食品添加劑。

　　雖然蛋白質是肌肉重要的原料，但並非攝取蛋白質就會長出肌肉來，一定要配合阻抗或重力運動，攝取多元的營養素，才能達到建造肢體肌肉的效果。

增加肢體肌肉量很重要的4種營養素

(1) 蛋白質：飲食中的蛋白質攝取量直接影響肌肉組織的建立和增強。為了預防肌肉衰減症，營養及醫學專家建議每餐都需要攝取25~30公克的優質蛋白質[1]（30公克蛋白質的肉類食物分量大約手掌大小，一個蛋白含6~8公克蛋白質）。

(2) 維生素D：維生素D缺乏與肌肉衰減有關，儘管原因尚不完全清楚，但適當曝露在陽光下，經常攝取鮭魚、鮪魚、鯖魚、秋刀魚、乳酪、蛋黃等含豐富維生素D的食物，對預防肌肉衰減和骨質疏鬆症有益。

(3) ω-3脂肪酸：魚類、海鮮都含有豐富的必需不飽和脂肪酸，能促進肌肉生長。

(4) 肌酸（creatine）：是一種在肝臟中產生的小分子蛋白質。人體內可以製造肌酸而不會出現缺乏的現象，但攝取肉類中的肌酸更有益於肌肉生長。

註釋
1 蛋白質品質取決於其特定的胺基酸組成和消化率。

減緩肌肉衰減必須攝取足量蛋白質

不少年長者認為攝取太多蛋白質或肉類對健康有害，但每一個生命體為了維持正常生理運作，必須攝取適量含有均衡胺基酸的蛋白質。成年人每公斤體重需要0.8公克蛋白質，換言之一個55公斤的人需要44公克左右的蛋白質，90公斤體重的人需要72公克蛋白質。事實上，因為蛋白質的轉換速率降低，年長者比年輕人需要攝取更多的蛋白質，因此很難有蛋白質攝取過量的情況。60歲以上，為了減少肢體肌肉量流失，其蛋白質建議攝取量，每公斤體重應該增加為1公克，而不是0.8公克。

世界衛生組織建議，要改善「肌肉衰減症」每公斤體重需攝取1.2到1.5公克蛋白質才足夠。尤其是含有必需胺基酸白胺酸（leucine）的最好，如黑豆、黃豆、花生、牛奶、瘦肉、雞及魚肉，盡量將之分配在三餐中食用。除了蛋白質，還需要補充足夠的熱量，最要留意的是食量太少，熱量攝取不足，身體把蛋白質拿來做為能量來源。

攝取蛋白質食物的同時，添加木瓜、鳳梨、或奇異果的任何一種含蛋白質分解酵素的水果，有助於蛋白質的消化。

蛋白質的食物來源

- 瘦肉：牛肉、羊肉、小牛肉、豬肉。
- 家禽：不含皮的雞、火雞、鴨、鵝。
- 魚和海鮮：魚、蝦、螃蟹、龍蝦、貽貝、牡蠣、扇貝、蛤。
- 蛋。
- 乳製品：牛奶、優酪乳、希臘優格、乳酪（尤其是乾乳酪）。
- 豆類：黑豆、黃豆。

表 3-10　各種食物的蛋白質含量

食物	分量	蛋白質含量	視覺估量
瘦牛肉	6 盎司	48 公克	
雞胸肉	3 盎司	26 公克	手掌大或 1 疊撲克牌大小。
雞蛋	1 個	6 公克	
黃豆、各種豆類	½ 杯	14 公克、7~10 公克	1 杯相當 1 杯量米杯。

來自天然食物的蛋白質不會對健康造成負面影響

　　蛋白質的攝取來源若為天然食物，而不是加工合成的產品例如蛋白粉，並不需要擔心會對健康帶來負面影響。雖曾有人提出質疑，過多的動物性蛋白質會致癌，造成骨質疏鬆，甚至對腎臟造成傷害，但至今沒有任何研究證據能證實這之間的因果關係。

　　若需要控制體重的年長者，尤其是有腹部脂肪堆積的人，要減少的應該是飽和脂肪及碳水化合物的攝取量，而不是蛋白質。攝取足量的蛋白質可以增加飽足感，比較不容易餓，就不會想吃高糖或高脂肪的食品或甜點。晚輩或朋友經常會贈送糕餅或點心來表達孝心或友善，但從保健的角度來說，建議可以改贈送天然的蛋白質食物。

　　許多年長者吃素，很難攝取足量質優的蛋白質。因為素食食材的原材料不外乎是黃豆、各種豆類和麵筋製品，在吸收利用率上不如動物性蛋白質 [2]，因此素食者的蛋白質攝取量需要加倍。

註釋

2　動物性蛋白質的食物不僅含吸收利用率較高的蛋白質，且含有鐵、維生素 B12、葉酸、生物素等人體必需的營養素。雞蛋是最好取得的高品質蛋白質食物來源，評估蛋白質生物價的高低，是以雞蛋蛋白作為標準，進而與其他高品質的蛋白質食物對比（例如肉類、家禽和海鮮），且雞蛋的價格通常較動物性肉類便宜（參考表 4-2，P.220）。

6

如何用飲食增強免疫力？

減少體內發炎以增強免疫力

新冠肺炎的流行讓世界更關注免疫力

　　根據美國疾病預防與控制中心的數據，慢性下呼吸道疾病，例如慢性阻塞性肺疾病（COPD），是65歲以上族群中第三大最常見的死亡原因，2019年有156,979人死亡。根據美國聯邦衰老相關統計機構的調查，在65歲以上的族群中，約有10%的男性和13%的女性患有哮喘，而10%的男性和11%的女性患有慢性支氣管炎或肺氣腫。患有慢性呼吸道疾病會增加年長者的健康風險，使年長者更容易受到肺炎和其他感染的影響。儘管流感和肺炎不是慢性疾病，但占據65歲以上族群死亡的前8位。

　　年長者很容易受到這些呼吸道疾病的侵害，抵抗疾病的能力也較弱。醫療保健單位建議年長者每年打一次流感疫苗，也同時建議接種肺炎疫苗，以防止這些感染及其他危及生命的併發症。

2020年，新型冠狀病毒（COVID-19）在世界各地快速擴散之前，營養、公共衛生和醫學界的關注重點，幾乎完全放在非傳染性慢性疾病的預防與治療。隨著感染COVID-19的人越來越多，甚至嚴重威脅全球人類的生命，醫藥學界開始積極研發增強人體免疫能力的疫苗。事實上，地球上每一個生命體每時每分每秒，都曝露在充滿各種細菌和病毒的大環境中，不僅僅是某一疫情之下，而是時時刻刻都需要增強個人的身體防禦能力，也就是增強免疫力。

新冠肺炎疫情中，年長者是高危險族群，雖然任何年紀都有可能感染新型冠狀病毒，但統計顯示，各國死於新冠肺炎的人當中，有80%是65歲以上的年長者。這是因為免疫力會隨著年齡增長而下降，導致感染的機率增加。

再者年長族群中患有慢性疾病，尤其是高血壓和糖尿病患者，更是疫情之下的最高危險族群。患有肺部疾病、癌症、血液疾病、慢性腎臟或肝臟疾病、心臟血管疾病、糖尿病者，免疫系統原本就已存在缺口，當病毒侵入時，身體無法即時發揮正常的防禦功能，引發嚴重的併發症。

免疫力下降的因素

(1) 年齡增長：個人體內的免疫力，會因性別和年齡而有所差異。

(2) 壓力：生活中的壓力會使體內產生皮質醇，皮質醇會抑制人體的免疫功能，包括血液中的淋巴細胞數量減少、干擾正常白血球細胞通訊。

(3) 肥胖或體脂肪率過高：會改變白血球細胞數量，以及細胞介質的免疫功能。

(4) 生活方式不佳：缺乏運動、睡眠不足、抽菸。

(5) 飲食不佳：飲酒過量、暴飲暴食、攝取過多糖和高果糖玉米糖漿、脫水等。

(6) 腸道益生菌落不良：益生菌和腸道健康以及全身免疫息息相關。

(7) 藥物：例如免疫抑制劑，這是一種削弱免疫系統的藥物，通常用在接受器官移植和幹細胞移植的人身上，以預防排斥反應。或用來治療自身免疫性疾病的症狀，使得免疫系統不那麼活躍。

增強免疫力必先減少體內發炎

免疫系統是一個錯綜複雜的網絡體系，由許多系統共同組成，不是單一實體；就像一個國家的國防系統，海陸空共同作戰打擊入侵體內的細菌、病毒和其他引起身體反應的毒素或過敏原。

從醫學保健層面來講，免疫系統無法識別所有的病毒，無法讓身體免於感染，但可以增強身體抵抗有害病原體的能力，在病毒等有害物質入侵體內時，讓免疫功能有效運作。

增強身體免疫功能的大前提，必須減少體內發炎。發炎分為急性和慢性兩種。雖然輕度炎症是壓力或創傷的正常反應，但長期慢性炎症會

圖 3-11　急性、慢性發炎和慢性疾病

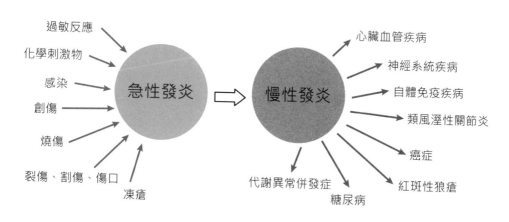

抑制體內的免疫功能。減少體內的慢性發炎，最根本且有效的策略，是適度的營養及健康的生活模式。

加強免疫功能的生活模式

(1) 攝取種類多元、色彩繽紛的天然食材：例如水果和蔬菜，以確保免疫系統中所需各種營養素的種類和量。

(2) 減少食用加工食品：加工食品普遍加入高果糖玉米糖漿、反式脂肪、各種人工添加劑、人工甜味劑及人工色素及香料，長期食用這些人工合成的成分，會導致體內發炎。

(3) 補充水分：血液主要成分是水，若脫水無法有效輸送養分與代謝廢物。每日飲水的建議量每公斤體重需要33c.c.。例如60公斤體重需要1,980c.c.的水。

(4) 避免生食：例如生菜沙拉、生魚片、生海鮮、半生熟的牛排等。

(5) 維持理想體重：體重超重或過輕都會導致身體內部呈現發炎現象，降低免疫力。理想的身體質量指數（BMI）是18.5~24.9，減重的最佳方法是運動和健康均衡的飲食，絕不是採用任何特殊減重飲食法或偏方。

(6) 優質的睡眠：規劃每日作息，保持良好的睡眠習慣，每日至少有7小時的睡眠時間。

(7) 緩解壓力：在生活中安排有助於緩解壓力的活動，例如與親朋好友聯繫（相聚或網路聯繫皆可）、戶外活動、定期禪修、運動、製作工藝品或其他愛好的培養。

(8) 戒菸：香菸的壞處於2-6篇有詳細說明，即使是電子菸對心肺功能的傷害並不亞於傳統菸。

(9) 適度飲酒：若有飲酒習慣務必適度，飲酒時可使用較小的酒杯，或是限制酒瓶的數量。

(10) 採取預防感染措施：外出回家後，務必用一般的肥皂洗手，最好不

要經常使用含抗菌成分的洗手液，以免日後出現抗生素耐藥性。

(11) 持之以恆的運動：每週至少進行150分鐘的中度運動，最好每天都有30分鐘以上的規律運動。

增強免疫力由均衡飲食開始

確保從三餐中攝取到維持身體正常免疫、生理功能所需的營養素。想要攝取足夠營養素必須靠均衡飲食，因為沒有任何一種單一食物可以提供人體所需的所有營養素。每餐至少有十種天然食材，不同食材多元搭配，就能互補缺失的營養素。

規劃均衡飲食的5個準則

(1) 天然的植物性食物越多越好：全穀類、堅果、豆莢、種子及蔬果，顏色及種類越多越好。

(2) 減少含飽和脂肪量多的動物性食物和加工肉製品：尤其是紅色肉類及肉鬆、肉乾、香腸、火腿、培根、熱狗、三明治用冷盤肉等加工肉品要盡量減少。

(3) 選擇好的油脂：例如橄欖油、菜籽油或亞麻籽油。

(4) 避免玉米油及反式脂肪：減少烘焙食品，尤其是酥、烤、千層、蛋糕等甜點。

(5) 加工食品越少越好，即使採用加工食品，以不超過6種原料成分為主。

增強免疫力的營養素及其他

以下介紹能夠增強免疫功能的10種營養素及2個重要因素。

1. 蛋白質食物

蛋白質是各種免疫細胞的原料，要維持健全的免疫功能，務必要提供身體適量且優質的蛋白質。

2. 健康油脂 ω-3 脂肪酸

大多數人對 ω-3 脂肪酸的認知都是有益於心臟血管健康，事實上 ω-3 脂肪酸更可以減少體內發炎，增強人體對病原體的免疫功能。橄欖油、鮭魚中的油脂、酪梨和核桃都含有豐富的健康 ω-3 脂肪酸。

3. 維生素 C

維生素 C 是種抗氧化劑[1]，具天然的抗組織胺和抗發炎作用，可以縮短生病的持續時間，有助於預防病毒、細菌和其他感染。維生素 C 普遍存在大多數的蔬菜水果中，其中以柑橘類水果含有豐富的維生素 C。

4. 維生素 B 群

包括維生素 B1、B2、B3、B6、B12、葉酸等，這些維生素 B 群分別輔助參與蛋白質和能量的生理代謝，因此與增強免疫功能息息相關。

5. 維生素 D

也是增強免疫系統重要的營養素之一，可以減少罹患感冒和流感的風險；有證據顯示，維生素 D 有助於降低新型冠狀病毒帶來的嚴重症狀。事實上血液中維生素 D 濃度低的人也較容易感染上呼吸道疾病。人體皮膚可經由陽光紫外線 B 激化自行製造維生素 D。含有天然維生素 D

註釋

1　具抗氧化力強的營養素，如硒、維生素 A、C 等可降低體內發炎反應，漿果類例如藍莓、黑莓、紅莓及石榴都含有豐富的抗氧化效用。

的食物種類不多，主要來自於動物性食物，包括蛋黃與乳製品，及含油脂量高的魚，例如鮪魚、鯖魚和鮭魚，或者強化維生素D的食物。

6. 維生素A

也具有抗氧化的功效，可以支援體內抵抗感染的能力，尤其是呼吸道感染。橘色系列的蔬果含有豐富的維生素A，例如胡蘿蔔、地瓜、南瓜、芒果、哈密瓜、番茄等。

7. 鋅

能維持正常免疫功能和生長，並修復身體組織。換言之，可以減少感染次數和持續時間。人體內不儲存鋅，所以每天都需要攝取含鋅豐富的食物，動物性食物如肉類，貝殼類海鮮如牡蠣、螃蟹、貽貝、蝦，以及乳製品、蛋黃；植物性食物如豆類、種子、堅果、全穀類、黑巧克力。大部分蔬菜水果並不含鋅，所以素食者需特別留意，少數蔬菜例如馬鈴薯，其含鋅量仍可提供一部分身體所需。

8. 硒

同樣是免疫功能的關鍵營養物質之一，也是一種抗氧化劑，保護人體免受自由基和感染的損害，增強人體對細菌、病毒和癌細胞的防禦能力。全穀類、巴西堅果和乳製品（牛奶和優酪乳）、某些即食早餐穀物、花椰菜、球莖甘藍、菠菜、黃豆、豬肉、牛肉、火雞、雞肉、魚、貝類和雞蛋都含有硒。

9. 足夠的水分

免疫功能高度依賴血液中的營養素和氧氣，血液的主成分是水。一個成年人的體內，水的重量占50%~60%，如果體內沒有足夠的水分，將無法適度地將營養物質輸送到每個器官系統。維持體內水分充足還能

增加淋巴引流，避免毒素堆積。

10. 蒜素

　　大蒜中含有一種稱為蒜素的化合物，有助於免疫系統對抗細菌。壓碎或咀嚼大蒜後，蒜素轉化為大蒜素，這是大蒜中主要活性成分，可預防普通感冒，以及降低上呼吸道病毒性感染的嚴重程度。

　　除了上述10種營養素之外，還有2點對免疫系統至關重要的營養相關因素：

1. 適度的熱量攝取

　　雖然動物研究發現限制熱量攝取對健康有益，包括改善新陳代謝、延長壽命和延緩與年齡相關疾病。但能量是啟動免疫功能所必須的，過度限制熱量攝取，例如在短時間內減少40%的熱量攝取，免疫功能會明顯受損而導致嚴重的感染。

2. 益生菌

　　益生菌是一種調節腸道健康的「有益」細菌，遍布存在整個腸道中。腸道為人體最大的免疫器官，益生菌可以透過平衡腸道內共生菌群的生態來增強免疫力和抵消炎症。因此，益生菌有助於預防各種疾病，包括呼吸道感染和神經炎症性疾病[2]。

　　儘管優酪乳具有活性的培養菌，但並非所有優酪乳都具有助於維持腸道菌群平衡的益生菌菌株；此外各種風味的優酪乳大多添加大量的

註釋

2　當免疫系統在保護身體時，變得過度活躍並攻擊健康細胞時，就會發生神經炎症性疾病，例如頭痛、視覺模糊、視野昏暗、喪失視力。

糖，因此並不建議飲用含糖量高的乳酸飲料。益生菌不僅存在優格或優酪乳中，發酵食品例如酸菜、泡菜、克菲爾（一種發酵乳，又稱鹹優格）和納豆都含有豐富的益生菌。

增強免疫力無法依靠保健食品

　　想要擁有真正的健康，唯有正確的養生保健態度。所謂正確的態度，是好好愛自己，願意花時間採買、選購天然食材，為自己或家人準備均衡的三餐飲食，而不是外食，更不是為了方便，花錢吞服保健食品。

　　市售增強免疫力的保健食品，大都來自於各種植物的根、根莖、莖皮，像是含β-葡聚醣的藥用蘑菇（包括香菇、舞茸、靈芝、牛樟芝等）。這些成分被認為可能具有抗病毒和抗炎特性，但其效用仍需要更進一步的研究證實。如果想嘗試這些補充劑，請務必與正規的醫療專業人員進行溝通，遵守醫師的建議，而不是商業推銷等非專業人員的建議。

　　新鮮的十字花科蔬菜，例如高麗菜、芥菜類、花椰菜等含有蘿蔔硫烷，在人體內具有抗炎和抗病毒特性。所以多攝取蔬菜水果來增強免疫力是最安全的方法。

口腔狀況直接影響年長者的健康

口腔功能不佳會導致營養不良、降低生活品質

　　口腔的主要功能是進行食物的初步研磨和消化，口腔功能與年長者的營養狀況息息相關，卻常被忽視。年長者因為口腔功能受損，無法攝取到足夠的營養素，營養不良不但會造成健康惡化導致昂貴的醫療費用，也可能威脅到年長者獨立生活的能力與生活品質。

　　經濟劣勢、殘疾、獨居或長期居住療養院，因經濟問題、醫療資源、保健意識缺乏，都會使得口腔功能不佳的風險增加。

　　年長者常見口腔疾病包括齲齒、牙周病（即牙齒和牙齦周圍結構的感染）以及其他口腔組織的病變。因為缺乏對牙齒例行保健需求的認知，和對治療過程不適的恐懼等，時常會阻礙年長者尋求應有的口腔護理。

年長者常見口腔疾病

(1) 齲齒（或稱蛀牙）：65歲以上的年長者96%患有蛀牙；19%的年長者蛀牙卻未加以治療。

(2) 牙周病：約68%的年長者患有牙周（牙齦）疾病。

(3) 牙齒脫落：65歲以上的年長者，近20%的人失去了所有的牙齒，33%的人因牙周病、蛀牙或牙齦疾病而失去了6顆或更多顆牙齒。與65~74歲的成年人相比，75歲以上年長者的牙齒完全脫落是其兩倍。

(4) 口腔癌：罹患口腔癌和咽喉癌的主要族群，平均年齡為62歲。

口腔功能不佳影響營養狀況

口腔功能不佳的情況包含：咀嚼困難、吞嚥問題、口乾症等。

咀嚼困難

咀嚼困難與牙齒咬合有關，也可能來自口腔潰瘍、未治療的蛀牙、斷牙、缺牙、不合適的假牙等。咀嚼困難不只是影響營養狀況，也會影響一個人的生活品質。年長者通常咀嚼能力會下降，在準備餐點時，一定要注意哪些食材會造成咀嚼困難，例如花枝、筍、香菇、芹菜等就不適合。

吞嚥問題

吞嚥問題主要是由於咀嚼不良、缺乏唾液所引起。常見的解決方法是搗碎食物，而這又會降低食物的吸引力、味道，甚至會降低熱量、蛋白質和液體攝取量。

口乾症

口乾症指的是口腔中唾液分泌量減少，使得食物和細菌在牙齒和牙齦上停留時間變長，從而增加蛀牙和牙齦疾病的風險。唾液具有許多重要功能，例如保持口腔清潔，幫助咀嚼和吞嚥、品嘗食物，甚至說話時

的潤滑作用。

　　唾液量會隨著年齡增長而逐漸減少，而大多數年長者平時服用的處方藥物或非處方成藥，也可能會造成口乾現象。

口乾症可以嘗試下列方法加以改善

- 全天經常少量、多次飲水或喝無糖飲料。
- 吮吸冰塊。
- 使用脣部潤滑劑（即潤脣膏）。
- 使用無糖口香糖和薄荷糖（會刺激唾液）。
- 避免鹹、辣、乾、調味重或難以咀嚼的食物。
- 避免酒精、香菸、含咖啡因等刺激性食物。
- 進餐時同時飲用適量的水。
- 睡覺時臥室內使用加溼器或在室內加放一條溼的毛巾以增加溼度。
- 餐後儘可能立即刷牙和使用牙線。
- 使用含氟牙膏或漱口水。
- 定期口腔檢查。

改變食物型態確保營養均衡

　　對於咀嚼困難的年長者，軟食或泥狀食物可以減少或消除咀嚼的需要，使其攝取更多種類的食物。以下介紹適合咀嚼困難者的烹調訣竅，每個人的咀嚼能力不同，對食物的耐受性也不同，需視個別狀況調整：

1. 絞肉與肉丸

　　較容易咀嚼的蛋白質食物包括軟的、煮熟的魚、煮熟的雞蛋或豆腐。若是想用肉類做料理，可將肉切成小塊，或購買瘦絞肉。在切碎的

肉中加入醬汁、肉汁或少許太白粉，因為增加水分含量也有助於吞食。利用絞肉做成肉丸或獅子頭雖是一個好方法，但要注意絞肉所含的肥肉量不宜過多。

2. 果汁、奶昔

可以將水果、蔬菜、堅果、種子、花生醬、乳製品等所有種類的食物，全部加入果汁機攪拌。但必須立即食用完畢，否則很容易滋生細菌。

3. 濃湯

將蔬菜、碎肉，以及全穀類、豆類和小扁豆等燉煮至軟熟，自製成濃湯。這是一種可以豐富食材種類的方法。

4. 其他

本身就屬於柔軟或易於咀嚼食用的食物，包括：瓜類、麥片、布丁、優酪乳、切塊的西瓜、地瓜、蘋果醬、水果和冷凍蔬菜。

營養不良也會影響口腔健康

礦物質缺乏會影響牙齒和骨骼的硬結構，而缺乏維生素更會影響口腔內軟組織的健康，例如口腔潰瘍就是維生素B群或C缺乏的一個常見表徵。均衡飲食可以維持最佳的口腔健康，良好營養的關鍵是每天攝取各種各樣的天然食物，兩餐間的點心也選擇天然的堅果、奶酪、新鮮水果和優酪乳。

缺乏某些維生素對口腔健康的影響

(1) 缺乏維生素A：與極低脂肪飲食和肝臟問題有關，會影響口腔內皮細胞的健康。

(2) 缺乏維生素B群：通常是由消化系統疾病和限制性飲食引起的，例如素食者。會導致口腔和嘴唇口角出現潰瘍、舌頭腫脹和牙齦紅腫、發炎。

(3) 缺乏維生素C：是水果和蔬菜攝取量不足所引起，會導致牙齦腫脹和出血。

(4) 缺乏維生素D：會影響牙齒和骨骼的鈣化和強度。長期待在室內不外出，沒有晒足陽光，需留意體內維生素D是否缺乏。

避免有黏性的甜食以防口腔問題

　　幼時常被告誡「吃甜食容易蛀牙」，但糖並不是唯一造成蛀牙的危險因子，蛀牙和口腔健康事實上與口腔內細菌有關。其中嗜酸乳桿菌（*Lactobacillus acidophilus*）是種隱藏在牙齒的角落和縫隙中的細菌，是導致蛀牙的主要原因，尤其是12歲以下的幼兒。而年長者容易遭受黏膠牙黴菌（*Odontomyces viscoses*）侵襲，這種細菌會攻擊牙骨質，或隱藏在牙骨下的牙根外層，導致牙齦疾病和萎縮。

　　糖與澱粉停留在口腔裡的時間越久，越容易創造出讓細菌滋長的環境。最不利於牙齒健康的是具黏性或耐嚼的甜食，例如牛皮糖、牛軋糖、麥芽糖、糖飴，以及脫水果乾和餅乾。這些帶黏性的甜食，會在短暫的咀嚼後，仍然有糖或含澱粉的殘渣長時間黏在牙齒上或牙間隙中，若吃完這類食物後不立即漱口、刷牙，就很容易助長細菌滋生。因此預防蛀牙，除了少吃糖和含糖飲料，也應減少各種精製碳水化合物滯留口中的時間。

　　食用此類食物之後，立即漱口或刷牙是維護口腔健康的重要習慣。兩餐之間避免含糖的酸性飲料（包括檸檬水、果汁等），因為酸和糖會侵蝕牙釉質。

▤叮嚀　別將咬過的食物餵給孩子

有蛀牙的年長者不要將咬過的食物遞給年幼的孩子吃，因為在此同時會將和蛀牙有關的嗜酸乳桿菌傳遞給孩子，增加孩子蛀牙的機會。

改善視覺功能障礙的營養素

飲食可以改善視網膜病變

慢性眼睛病變可以藉由攝取適度的營養素改善或延緩病變，一旦出現病變無法逆轉，所以及早準備眼睛的保健極為重要。視覺功能障礙在70歲以上的年長者中極為常見。根據疾病預防與控制中心（CDC）的統計，六分之一的年長者有視力障礙。眼睛病變和飲食中是否攝取適量的維生素A、維生素B群、維生素C、葉黃素（lutein）、玉米黃質（zeaxanthin）有密切關係。

年齡漸長會出現的眼睛問題

年齡漸長所帶來眼睛功能上的改變，分為「視力的改變」和「眼球組織的病變」。

視力問題是因屈光不正，主要是因為眼球的形狀異常（正常24毫米），眼球不能將進入眼睛的光正確地折射，發生折射誤差而造成圖象

模糊。屈光不正並不具病理性，老花眼、近視₁、遠視、散光，這些都屬這類功能性異常（參考圖3-12）。

眼球組織病變具病理性特徵，例如黃斑變性和白內障等，以及某些慢性疾病，例如高血壓、糖尿病所引起的眼睛病變問題。

過多的紫外線照射，會增加白內障和其他眼部傷害的風險，外出時戴太陽眼鏡，除了可防止斜視和減少眼睛周圍的皺紋，更是可以保護眼睛的健康。為了避免因視力不佳而引起事故，務必定期由眼科醫師篩檢和追蹤與年齡相關的眼睛疾病。

圖 3-12　屈光不正導致的視力問題

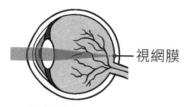

視網膜

正常視力（24毫米）

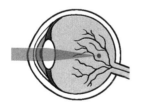

近視
（眼球較正常視力長）
>24毫米

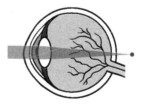

遠視或是老花眼
（眼球較正常視力短）
<24毫米

註釋

1　近視眼是眼球的晶狀體有所改變（大於24毫米），或者視網膜後移，致使平行光聚集在視網膜前方，無法看清楚，年輕人或孩子的視力異常大都屬這一類型。

老花眼

老花眼是指失去看近物體或小字體的能力，眼睛內部的水晶體具有調節焦距的功能，40歲中後期開始會因為老化而變硬，導致近距離閱讀時沒辦法聚焦，而逐漸出現所謂的老花眼。雖然老花眼是水晶體喪失調節能力，無法靠營養素恢復，需靠配戴眼鏡矯正，但健康飲食中含有豐富的維生素A、C和E可減緩眼睛周圍組織的老化過程。

飛蚊症

視野中出現微小斑點或斑點漂浮物是老化現象之一，但也可能有潛在的眼睛問題，例如視網膜剝離，尤其是出現閃光現象或黑點出現次數和量增加，必須盡快去看眼科醫師。

乾眼症（也稱為乾燥性角結膜炎）

當淚腺不能產生足夠的眼淚或產生質量差的眼淚時，就會發生乾眼症。眼睛乾澀會讓人不舒服，導致搔癢、灼熱甚至視力下降。眼科醫師通常會建議使用加溼器或模擬真實眼淚的特殊滴眼液。

溢淚

淚水過多可能是對光、風或溫度變化敏感，也可能是其他較嚴重的問題，例如眼部感染或淚管阻塞。

與營養相關的年長者眼睛疾病

與營養相關的眼睛疾病包括白內障、青光眼、視網膜疾病。其中可以由飲食加以改善的眼睛疾病為視網膜病變。

視網膜是位於眼睛後部神經組織的光敏感層，接收圖像並將其作為

電信號透過視神經傳送到大腦。視網膜出現病變時會中斷圖像傳遞。視網膜病變包括：「老年性黃斑部病變」、「糖尿病視網膜病變」、和「視網膜剝離」等。前兩者和營養比較有直接關係。

老年性黃斑部病變（Age-related Macular Degeneration-AMD）

黃斑與視網膜的其他部分一樣，能將進入眼睛穿過晶狀體並照射到視網膜上的光線，轉化為看到的圖像（參考圖3-13）。黃斑區含有數百萬對光敏感的神經細胞，執行細微的視覺觀察功能，例如駕駛、面部識別和閱讀小字體。所謂老年性黃斑部病變指的是失去黃斑區域細胞，此病變沒有症狀，所以不容易自我察覺，但隨著病程進展，中央視力會模糊或扭曲，視力下降，但不會完全失明。

晚期雖無法治癒，但若在早期就提早加強飲食中葉黃素和玉米黃質的攝取，增加黃斑周圍光感受細胞數量，就能減緩或預防老年性黃斑部病變。

▌ 圖 3-13　**光線透過晶狀體照射到視網膜轉化成圖像**

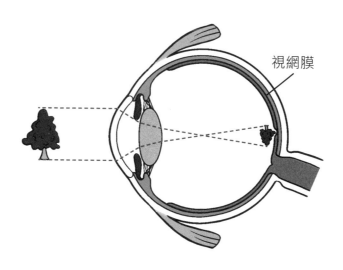

視網膜

葉黃素和玉米黃質是類胡蘿蔔素，在蔬菜中呈現綠色或橙色，包括深綠色、黃色或紅色的蔬菜，例如羽衣甘藍、菠菜、花椰菜、紅色和橙色甜椒、胡蘿蔔、玉米和紅心地瓜。

糖尿病視網膜病變（diabetic retinopathy）

這是糖尿病的併發症之一，會影響視網膜（眼睛後部的感光組織層）的微血管，微血管無法提供視網膜適度營養而出現病變。早期眼內微血管可能會滲出液體導致視力模糊，若沒有即時控制血糖，可能會出現其他眼睛的問題，例如飛蚊症、盲點或視力模糊，甚至失明。一旦出現糖尿病視網膜病變不可能治癒，但在血糖控制良好的情況下，糖尿病視網膜病變的可能性會降低。這也就是糖尿病患者必須即時控制好血糖的原因之一。

對眼睛有益的營養素

維護眼睛生理健康的飲食就是均衡攝取各種天然食材，尤其是廣泛存在於深綠色新鮮蔬菜和水果中的維生素A、D、E、K等營養素，倘若長期缺乏這類營養素，恐會導致退化性眼睛疾病，例如黃斑部病變和白內障等。除了適量維生素A之外，維生素B群、C、葉黃素、玉米黃質，都與眼睛的健康息息相關，可以減緩年齡相關的眼部退化性疾病，減少發炎和氧化對眼睛所造成的傷害。值得注意的是維生素A、D、E、K是脂溶性維生素，過度服用維生素補充劑會積存在體內，引發毒性。來自天然食物就沒有太多的顧慮。

1. 維生素A和β-胡蘿蔔素

1分子維生素A是由2分子β-胡蘿蔔素組成，所以β-胡蘿蔔素（存

在植物中）又被稱為維生素A的前驅體。維生素A對眼睛最大的功能是預防夜盲症，也就是增強眼睛從亮處走入暗室時的調節能力，這屬病理性疾病，與近視眼的屈光異常無關。

2. 維生素B群

B群包括維生素B1、B2、B3、B5、B6、B7、葉酸、B12和膽鹼（choline），可以減少慢性發炎，防止血液中高半胱胺酸（homocysteine）的濃度升高。高半胱胺酸是種含硫胺基酸，在血液中的濃度過高時，是導致心臟疾病的一個危險因子。適量的維生素B群可以降低血液中高半胱胺酸的濃度，進而防止小血管及視網膜血管的損傷，可預防例如黃斑部病變功能障礙等相關疾病，而且能在葡萄膜炎（導致失明的常見原因）的治療中發揮功用。

3. 維生素C

是一個強力的抗氧化劑，可以降低老年性白內障的罹患機率。維生素C（抗壞血酸）有助於身體構建膠原蛋白，從而在眼睛和其他部位形成健康的血管。因此攝取足夠的維生素C對眼睛極為重要。老年性黃斑部病變高危險群若服用維生素C以及β-胡蘿蔔素、維生素E、鋅，病程可能可以減慢25%，視力清晰度下降速度會減慢19%。維生素C的最佳來源是柑橘類水果，若又同時含有胡蘿蔔素，例如木瓜、芒果、哈密瓜、葡萄柚、杏桃、芭樂等，對眼睛更具有雙重保護作用。

4. 維生素D

生活在都市的人普遍缺乏維生素D，尤其在冬季寒冷穿厚重衣物的時候。研究證實，維生素D可以降低黃斑部病變的風險。透過日晒，皮膚可以自行合成維生素D，也可從天然食物攝取，如牛奶、乳酪、優酪乳等乳製品、蛋、鮭魚，或者強化維生素D的橘子汁。

5. 維生素E

　　研究顯示維生素E可以降低罹患白內障的危險機率。堅果、種子、五穀胚芽、植物油、紅色甜椒和深綠色蔬菜（菠菜和花椰菜）是維生素E的最佳來源。

6. 維生素P

　　這是一組稱為類黃酮的植物化合物，這些化合物實際上並不是維生素[2]。在水果、蔬菜、茶、可可和葡萄酒中含有多種類黃酮，它賦予某些植物顏色，為植物提供免受紫外線（UV）射線和感染的保護作用，並有益人體健康，例如有助於維生素C的吸收，加強抗氧化的效率。

　　維生素P存在於許多水果和蔬菜中，例如柑橘類水果、漿果、洋蔥、香菜、豆莢類、綠茶等。

7. 葉黃素（lutein）和玉米黃質（zeaxanthin）

　　葉黃素和玉米黃質也是抗氧化劑的一種，能減少因自由基所造成的傷害，尤其減少眼睛疾病，包括黃斑部病變和白內障的風險。綠葉蔬菜和五顏六色的水果，例如菠菜、羽衣甘藍、玉米、青豆、花椰菜、蘿蔔、柑橘、生菜、南瓜、葡萄、奇異果、蛋黃和爆米花等，都含有豐富的葉黃素和玉米黃質。

　　蛋黃是含葉黃素和玉米黃質量較豐富的食物之一，由於蛋黃含膽固醇量較高，使得不少年長者遠離蛋黃。如果採用有益於心臟血管健康，維持正常血清膽固醇濃度的飲食方式（例如地中海飲食和TLC飲食），每天吃一顆雞蛋並不會對身體造成什麼傷害，而且能降低罹患白內障和

註釋

2　1930年，當從橘子中分離出一種新物質時，發現了類黃酮（flavonoids）。當時科學家們認為它是一類新的維生素，並將其命名為維生素P。後來，事實證明它實際上並不是一種維生素。大約有6,000種不同類型的類黃酮。

黃斑部病變的風險。

8. ω-3脂肪酸

　　研究證明可降低罹患黃斑部病變的風險或減緩其進程。ω-3脂肪酸具有抗發炎作用，能夠減少身體血管堵塞，尤其是心臟血管，這也包括眼睛微血管。含有大量ω-3脂肪酸的魚類包括鮭魚、長鰭鮪、沙丁魚、鯖魚和鯡魚。

●　　●　　●

　　日常飲食中，除了建議多攝取以上8種營養素，還有一點非常重要，必須避免攝取不健康的油脂。蛋糕、餅乾、花生醬、洋芋片、玉米脆片、糖果、炸薯條和飲料，含有不健康的油脂，會在血管壁上積聚含低密度脂蛋白膽固醇的斑塊，若在眼睛內形成斑塊損壞血管，會使得送達眼睛的營養和氧氣減少，使得晚期黃斑部病變的風險增加。

　　烹飪時，遠離部分氫化脂肪和飽和脂肪酸含量高的油，例如椰子油或棕櫚油。這些不健康的脂肪會對黃斑部病變的進程帶來負面影響，含有大量糖的食物同樣會影響視力健康。選擇橄欖油、菜籽油或亞麻籽油，這些單元不飽和油脂具有抗發炎特性，能減少阻塞眼睛血管的斑塊形成。

Part 3

9

慢性便祕的影響

年長者可增加水溶性膳食纖維的攝取量

　　年長者出現便祕相關問題的機率是年輕人的5倍。65歲以上年長者會因為身體活動量減少，或者潛在疾病、飲食不均衡等因素而出現便祕問題。便祕通常指1週內排便次數少於3次。雖然偶爾便祕很常見，但出現慢性便祕不僅影響生理，且對日常生活機能也會有影響。如果是慢性便祕或其他腸道變化，例如糞便中有深色血或黏膜物等異常，務必諮詢醫師。

　　許多年長者會過分關注自己的排便習慣，反而會導致焦慮，不妨放鬆心情，感受腸道的蠕動。大多數便祕狀況可以透過飲食和運動來改善。大前提是確定飲食中攝取足夠的水分和膳食纖維。吃的量不夠多，或是過多精製食品，分解消化後殘留物相對減少，腸道自然不會有明顯的蠕動感覺。

慢性便祕會導致健康問題

慢性便祕因為長期糞便乾結以及排便過度出力，可能出現痔瘡，甚至肛裂、嵌塞（乾硬的糞便滯留在結腸）和直腸脫垂等併發症。生理上也會出現疲倦、焦慮和憂鬱。

疲倦

便祕時會排出一種含硫化氫的氣體，味道很難聞，這種氣體會導致粒線體功能障礙。粒線體存在細胞內，負責製造新陳代謝的動能，因此粒線體受損會讓人感覺疲倦。當腸道細菌生態失調，好的益生菌減少，壞的菌增加，使得腸道無法從食物中適度吸收足夠的營養和維生素，因此加劇疲倦感。

累積體內的雌激素（estrogen）

便祕會阻礙身體的自然排毒過程，類似雌激素的毒素會重新吸收回到血液中。因為自然排毒受阻，過量的雌激素就不能藉由糞便排出體外，導致激素失調，這也是為什麼女性的便祕問題較男性普遍。過多雌激素會導致女性體重增加、疲勞、性慾減退、焦慮和憂鬱、產生子宮肌瘤、乳房腫脹和觸痛、乳房中出現纖維囊性腫塊、腹脹、頭痛、情緒波動、睡眠障礙等。

對男性也會導致乳房增大、疲倦、腹部脂肪增加、肌肉量減少、第二型糖尿病、性慾低下、性功能障礙等。

焦慮和憂鬱

情緒壓力會造成便祕，便祕也會增加焦慮和憂鬱機率。消化道是人體內最複雜的系統之一，其中包括肌肉、神經、腸道細菌和其他細胞共同協調，腸道才能正常運作。腸道的神經細胞數量幾乎與大腦一樣多，

當大腦感知壓力的同時，腸道也會接受到。情緒壓力會影響腸道中神經傳遞質的釋放，使其作用發生變化，因此當腸道出現問題時，大腦的傳遞也會出現問題。

除此之外，壓力會使體內分泌過量的皮質醇（壓力激素），這不僅直接影響腸道蠕動功能，且減少腸道吸收微量元素（銅、鋅和硒）的能力，這些元素是製造甲狀腺激素所必需的，而甲狀腺激素是調節身體新陳代謝率、生長和發育的激素，且在控制心臟、肌肉和消化功能、大腦發育和骨骼維護方面發揮作用。此外，甲狀腺激素對於神經遞質血清素的產生和調節至關重要。當血液中血清素濃度不足與焦慮和憂鬱有關。超過33%的便祕患者患有焦慮症，超過31%的人患有憂鬱症。

導致便祕的原因

結腸位於消化系統的末端，其主要功能之一是將消化後的食物殘渣中的水分再吸收回體內，剩餘部分形成糞便。結腸的肌肉最終推動廢物，通過直腸排出。如果糞便在結腸中停留的時間過長，會變得乾硬很難排出。例行排出的糞便，顏色應該是深土黃色，若糞便顏色越深，表示滯留在直腸的時間過長。

導致便祕的原因很多，除了膳食纖維、水分攝取不足、脫水之外，缺乏運動、長期忽視便意、旅行或其他生活常規有所改變、某些藥物（例如高鈣抗酸劑和止痛藥），都有可能導致便祕。

年長者便祕的主要原因

(1) 活動量不足：年長者便祕的其中一個主要原因是活動量不足或長時間臥床，例如事故後或生病期間。缺乏運動會降低腸胃蠕動，導致便祕。

(2) 藥物：多種處方藥物可能會導致便祕，包括補鐵劑、抗憂鬱藥（例如Zoloft）、含鋁（例如Mylanta）或鈣（例如Maalox）的抗酸劑、抗組織胺藥、利尿劑和抗帕金森氏症藥物。年長者在便祕現象發生時，若經常依賴瀉藥或灌腸劑來暫時解決問題，隨著時間的推移，在沒有藥物的幫助下腸道會無法正常蠕動，而形成慣性便祕。

(3) 膳食纖維攝取量不足：這是便祕最普遍的原因，年長族群中很常見。獨居的年長者通常對飲食缺乏興趣，採方便或簡易的加工食品，而這些食品膳食纖維含量較低。或因牙齒狀況不良無法正常進餐，而選擇纖維含量低的柔軟加工食品，或不敢多吃，都會減少腸道的正常蠕動。

(4) 水分攝取不足：許多年長者患有尿失禁和壓力性尿失禁，為了減少排尿頻率，下意識地減少水分的攝取量。此外沒有規律或均衡的飲食，飲食中的液體含量相對也會不足。

改善便祕的主要方法 —— 增加膳食纖維攝取量

「膳食纖維」是植物性食物的一部分，它通過消化系統時不會被分解，雖然無法被人體利用，但能增加糞便體積、促進腸道蠕動，也是腸道益生菌的最佳食物，在健康飲食中占極重要的角色。

膳食纖維分為「水溶性」和「非水溶性」纖維兩種，大多數植物都同時含有水溶性和非水溶性纖維，但含量比例不同。兩種形式的纖維都能與糞便結合，增加糞便的重量和體積，同時也軟化糞便，使其更容易通過直腸，提供生理上的益處。

水溶性纖維

來自植物果膠以及吃起來黏滑的食物，例如菇類、海帶、香蕉、各

種豆類（黑豆、皇帝豆、豌豆）和燕麥等。可以溶解在水中，在通過消化系統時形成柔軟的凝膠狀物質，軟化糞便，使其容易通過腸道。水溶性纖維還可以降低血液中的低密度脂蛋白膽固醇（LDL）和血糖濃度，有助於降低罹患糖尿病的風險。

非水溶性纖維

來自蔬菜的硬梗和葉子部分及各種堅果（杏仁果、核桃），其特性是不溶於水，在通過消化系統時保留了大部分原本的結構。可以增加糞便體積，促進腸道蠕動，有助於腸道健康和規律排便。此外非水溶性纖維不會像其他碳水化合物造成血糖上升，有助於改善胰島素敏感性，與水溶性纖維一樣，可降低罹患糖尿病的風險。

由飲食和運動預防便祕

改變飲食和增加身體活動量是改善和預防便祕最簡單、最快捷的方法。可以嘗試以下技巧：

(1) 多喝水，因為液體有助於膳食纖維增加糞便體積。

(2) 每天喝1,500到2,000c.c.不加糖或不含咖啡因的液體，以補充水分。

(3) 限制飲酒和含咖啡因的飲料，因為酒精或咖啡因會導致脫水。每次喝咖啡、茶或酒時應多喝一杯水。

(4) 攝取膳食纖維含量豐富的食物，例如水果和蔬菜、全穀類、豆類、李子或麩皮穀物。營養醫療保健專家建議每天膳食纖維攝取量應該在20到35克之間（參考表3-10）。

(5) 每週進行大約150分鐘的適度運動，例如步行、游泳或騎自行車。目標是每天30分鐘，每週至少5次。

表 3-11 蔬菜水果含膳食纖維量表

	每 100 公克含纖維量 （公克）	每份含纖維量 （公克）	
梨	3.1	5.5 / 個	中型尺寸（大約 1 個拳頭大小）
草莓	2	3 / 杯	1 杯相當於一量米杯
酪梨	6.7	10 / 杯	
蘋果	2.4	4.4 / 個	中型尺寸（大約 1 個拳頭大小）
覆盆子	6.5	8 / 杯	
香蕉	2.6	3.1 / 根	中型尺寸（大約 1 個拳頭大小）
胡蘿蔔	2.8	3.6 / 杯	
花椰菜	2.6	2.4 / 杯	
皇帝豆	7.3	13.1 / 杯	煮熟
大紅豆	6.8	12.8 / 杯	煮熟
藜麥	2.8	2.8 / 杯	煮熟
燕麥	10.1	16.5 / 杯	
地瓜	2.5	3.8 / 個	中型尺寸（大約 1 個拳頭大小）
地瓜葉	3.3		100 公克煮熟後大約是 1 小盤的分量
紅莧菜	3.1		如上
空心菜	2.3		如上
大部分綠葉蔬菜	1.0~2.0		如上

(6) 當有腸蠕動排便感覺，千萬不要延遲或等待。拖延的時間越長，腸蠕動衝動會減弱，糞便停留時間越長，就會變得越乾硬。

(7) 謹慎使用瀉藥。醫師可能會給予瀉藥或灌腸劑，幫助快速軟化糞便。切勿自行使用瀉藥超過兩週，這可能破壞正常的結腸蠕動，而

對瀉藥產生依賴性。

(8) 飲食中添加益生菌，例如優格和克菲爾中含有活性的益生菌。這類食物對慢性便祕患者可能會有幫助，但要留意隱藏的含糖量。

(9) 年長者或許因為牙齒的咀嚼功能降低，而無法攝取足夠質地較堅硬的不溶性纖維，不妨多攝取質地較軟的水溶性纖維，例如麥片、瓜類、豆類、海帶、漿果類（草莓、覆盆子）、奇異果、酪梨、香蕉等富含果膠且質地柔軟的食物。

早餐後，是養成一天中規律排便的最好時段

早晨醒來後給自己充分的時間感受腸蠕動，自我腸道訓練是預防便祕的一項重要措施。排便的最佳時間通常是在醒來後不久，和早餐後不久。必須吃早餐且攝取足量的膳食纖維和飲水，以刺激腸胃蠕動，用餐後更必須給自己充分的時間感受腸蠕動。如果匆忙外出，很容易會忽略體內排便的訊號和感覺，而破壞排便的規律。當有便意時，儘可能在最短時間內排便，若不立即使用洗手間，可能會導致糞便的積聚。再者沒有吃早餐，腸道的蠕動也不會明顯，就很容易破壞應有的規律蠕動。

年長者心理及
認知健康

1

憂鬱症

吃不只帶給我們營養，
還能夠帶來溫暖的人際互動與關懷

　　憂鬱症是年長者最常見的心理疾病之一，需要加以重視。根據美國心理學會（American Psychological Association）的統計，65歲以上的美國人中有15%至20%在生活中的某些時候曾經歷過憂鬱。

　　造成年長者憂鬱症的3個主要原因，分別是生理變化、疾病導致身體健康狀況不佳、社會孤立和失落感。

　　年紀漸長，生理上會隨之產生變化，例如體內血清素的分泌量減少，血清素是大腦中的神經傳遞物質，有快樂激素之稱，可幫助情緒舒緩；血清素不足，出現憂鬱症的風險會增加。

　　憂鬱症與慢性疾病同時存在的機率也很高，慢性疾病患者因身體健康長期不佳，連帶的精神心理狀況也會受影響；而憂鬱症患者因為無法正常睡眠、進餐，身體長期處於壓力下，也會增加心臟血管疾病的風險、降低免疫力。所以面對慢性疾病應採取正面的態度，對預防憂鬱也會有所幫助。

　　社會孤立和失落感，有可能是退休後在社會和家庭內角色轉變，一時找不到自我及生活重心；或者子女獨立生活，面臨空巢期；以及沒有可以互動的社交團體等導致疏離。

圖 4-1　年長者憂鬱症可能的原因

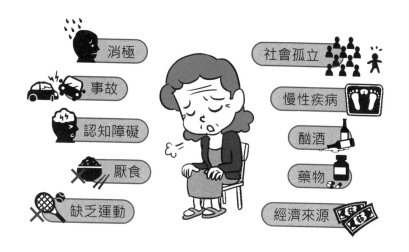

➡叮嚀　自殺念頭的因素

西元 2000 年之後，自殺躍居於許多國家的十大死亡原因之一，原因不外乎以下：

- 精神異常：憂鬱症和焦慮症的出現，是演變成自殺念頭的重要指標之一。
- 社會因素：家庭矛盾，認為自我是他人的負擔，歷經被歧視或暴力，這些都有增加自殺想法的危險性。
- 慢性疾病：患有慢性疾病者，較沒有慢性疾病者，有較高的自殺念頭，尤其是男性。

改善年長者憂鬱狀態，除了用藥物和諮詢治療外，還包括健康飲食、增加運動量、增加社交互動。據統計，65歲以上的年長者，有59.4%的人沒有達到美國疾病預防與控制中心所建議的運動量。也有許多年長者不參與社交活動，根據與衰老相關的聯邦機構統計論壇，年長者僅有8~11%會利用空閒時間與家人和朋友相聚。年長者可以透過規律運動和增加社交互動，來改善心理層面的健康。

心理健康和飲食有關

飲食跟心理健康有著密切關係，食物中的營養素構成了大腦的結構，並維持大腦功能運作，也因此每天所攝取的營養素與精神狀態息息相關。

年長者普遍有血紅素缺乏貧血、維生素B6及葉酸缺乏的問題，這些營養素缺乏會使得腦神經傳遞物質合成量降低，腦部供氧量也會不足，除了影響情緒，也會降低年長者的活力，嚴重的話，甚至連進行洗澡、步行、進食等日常活動的意願都會明顯降低。

正確的飲食型態和態度可以同時預防生理和心理疾病，即使本身已有慢性病史，但只要能以積極正面的態度去面對，就有機會改善各種生活與健康問題。倘若發現自己和親友有憂鬱傾向，心理健康出了問題，必須尋求專業協助，並以健康的飲食為輔，吃得正確必能改善心情。

▶ 與心理健康有關的激素

生理上有11種化學成分可以影響腦和情緒，其中4種化學物質或激素的分泌與愉悅有關，稱之為快樂激素，包括：血清素、多巴胺、催產素、腦內啡，這些化學物質可以來自均衡飲食。

1. 血清素（serotonin）

血清素是一種「感覺良好」的激素，有放鬆情緒的作用，許多抗憂鬱藥以血清素受體為目標，能減輕憂鬱症狀。血清素的食物來源：海鮮、鮭魚、沙丁魚、香蕉、巧克力、櫻桃、菊苣、白菜、茄子、葡萄、綠豆、蔥、山桃、辣椒等。

2. 多巴胺（dopamine）

與愉悅的感覺、學習、記憶、運動系統功能等有關。水果或富含抗氧化劑和維生素B6的食物可以改善大腦中的多巴胺，包括黑巧克力、藍莓、堅果和種籽、未加工的發酵乳製品、野生鮭魚、牛肉、羊肉、雞肉、火雞和雞蛋。除了飲食，運動更可以增加體內的多巴胺和血清素濃度，提高體內快樂激素的量。

3. 催產素（oxytocin）

通常被稱為「愛情激素」，對於分娩、哺餵母乳和親子關係至關重要。這種激素還有助於促進信任、同理心和人際關係。血液中催產素濃度通常會隨著撫摸、親吻、擁抱和性愛等身體情感而增加。因此和朋友或是家人一起準備一頓飯，分享食物或是共同進餐都可以增加體內催產素。含有維生素D、維生素C、鎂和油脂含量高的魚、蘑菇、甜椒、番茄、菠菜、酪梨等，可以增加體內催產素的產生。

4. 腦內啡（endorphin）

與幸福有關的化學物質，是身體的天然止痛藥，在應對壓力或不適時產生。缺乏這種物質會導致情緒波動並產生負面情緒。增加體內腦內啡的方法，不外乎運動、音樂、日晒、大笑、按摩、針灸、靜坐及飲食。其中個人喜愛的美食、巧克力和紅酒都可以促進分泌腦內啡。

▶ 可以改善腦部化學物質的營養素

營養素在心理健康上是經常被忽略的重要元素之一。金錢無法買到快樂，但可以買到適當的食物，適當的營養可以幫助調適生理和心理情緒。

1. 色胺酸（tryptophan）

是一種合成血清素前驅體的胺基酸，也就是身體在合成「羥色胺」等化學物質時所需要的原料。憂鬱症患者體內的羥色胺濃度往往偏低。有研究利用色胺酸來提升羥色胺以治療憂鬱症，但目前仍沒有足夠的科學證據支持這樣的作法是否真的有效。色胺酸存在紅色肉類、乳製品、黃豆製品和火雞肉中，能幫助睡眠，所以在睡前喝杯溫牛奶可促進睡眠，感恩節食用大量火雞肉之後也很容易感到昏昏欲睡，這些都是所含有的色胺酸讓情緒放鬆所致。

2. 甘胺酸（glycine）

甘胺酸刺激血清素的產生，有助於提升情緒、改善睡眠、增強記憶力和思考力。甘胺酸存在於含蛋白質豐富的食物，例如魚、肉、堅果、牛奶和乳酪之中。

3. 一氧化氮（nitric oxide）

是一種神經遞質，它也調節某些神經遞質，例如去甲腎上腺素、血清素、多巴胺和麩胺酸。如果體內沒有足夠的一氧化氮，這些重要的神經遞質無法得到適度的調節，會增加罹患憂鬱症的風險。西瓜、蛋黃、小扁豆、鮪魚和開心果可以提升大腦中一氧化氮濃度。

4. ω-3脂肪酸

除了降低血液中「壞」膽固醇，增加「好」膽固醇，還會影響大腦對整體生理信號的傳遞方式。因此攝取足量的 ω-3 脂肪酸，不僅可以維持心臟血管健康，還可以改善心理健康和情緒。ω-3 脂肪酸存在於海鮮食物，如鮭魚、鯡魚、沙丁魚和鯖魚，以及亞麻籽、亞麻籽油和核桃之中。

5. 鎂

是一種可以幫助身體產生能量的礦物質，有助於肌肉、血管和心臟的正常運作。有研究發現，患有憂鬱症的人若額外攝取適量的鎂，可加速恢復情緒。鎂存在全穀類、綠葉蔬菜、豆類、堅果、酪梨等之中。

6. 葉酸和維生素B12

均屬於維生素B群，在新陳代謝及紅血球細胞生成中扮演重要的角色，同時也涉及化學物質「多巴胺」和「去甲腎上腺素」的合成。在許多情況下，憂鬱症患者體內這些化學物質的量偏低，甚至不足。若增加血液中葉酸和維生素B12的濃度，也可以提升治療憂鬱症的藥物效果。葉酸存在綠葉蔬菜和水果中。維生素B12主要存在於魚類、貝類、肉類和乳製品中。

由吃獲得的滿足感可改善憂鬱

民以食為天，「吃」是最基本不過的生存行為。事實上，除了生理需求，它還含括了文化、記憶、溫暖、人際關係、尊重和關懷等多重心理層面的意義。然而，加強這些潛在的意義，正是緩解憂鬱症所需要的良方，除了飲食的內容可以滿足生理需求，飲食的態度在心理層面上更是扮演著難以評估的重要角色，以下介紹正確飲食態度的要點：

1. 依生理的需要而吃

攝取均衡的營養是為了滿足生理代謝需要，維持健康生理功能，所以飢餓時適時滿足生理的需要，少吃加工零食，否則很容易不自覺地影響正餐的營養素攝取。

2. 充足進食時間

每餐用餐時間至少20分鐘以上，好好地享受食物。細嚼慢嚥，在享受品嘗食物的同時，讓身體有充分時間感受吃夠了，而不致於過量。聆聽感受自己的身體，當舉筷卻又猶豫是否有需要再多吃一口時，就表示已經吃夠，不要為了不浪費食物而勉強。

3. 勿過度飢餓

過度飢餓之後極容易呈現暴飲暴食。避免吃過量最好的方法，就是不要讓自己餓過頭。外出赴宴之前，先攝取健康的蔬菜水果，或隨身攜帶健康的零食，例如各種堅果，當飢餓感出現時，適時補充熱量。

4. 吃真正的食物

加工食品和人造的代製品（代糖、人造奶油等），不能提供生理上所需的完整營養素，更無法滿足生理和心理上的飽足感，例如代糖的甜味只能暫時蒙騙自己的味覺，卻無法瞞過自己的腦。提升飲食內容的品質，吃真正的食物，會發現就算分量不多也能夠有滿足感。

5. 進食時一心一用

要吃得健康，必須先將手機或電視等各種現代電器產品完全置於一旁，好好地吃飯，這是一個看似簡單，卻極為重要的飲食態度和行為。學會用心進食，也就是有意識和專心地吃飯，目的在專注感受食物對身體的影響，除了享受食物帶來的美好，也更能體察自己的生理需求。

6. 感恩餐桌上的食物

　　人一生中最大的享受就是可以品嘗食物，每個人都應該感恩這份美好。基督徒在用餐前感恩食物，日本人在餐前和餐後，會說一句禮貌用語，以表達對準備這頓食物的人的感謝。韓國人餐後會表示吃得很好、很開心。中國人並沒有這個習慣，然而對食物的感恩是種飲食態度，值得實行。

7. 創造與親友共享食物的機會

　　主動創造共享食物的機會，例如生日宴、節日、校友會等。缺乏社交活動也是導致年長者憂鬱的主因之一，藉著共同用餐增加社交互動的機會，也可以增強社會支援與連結。

Part 4

2

認知障礙症：阿茲海默症

阿茲海默症無法治癒，
但可以藉由健康飲食延緩惡化

認知健康展現在一個人的思考、學習和記憶的能力上。年長者很容易面臨認知功能下降的「認知障礙症」，也就是俗稱的失智症或痴呆症。認知障礙症不是衰老的正常過程，是因腦細胞受損，影響溝通能力、思維、行為和感受。

全球認知障礙人口持續攀升，臺灣也不例外

2020年統計數字顯示，全球約有5,500萬人患有認知障礙症，預計在2030年會上升為7,900萬，2050年這個數字將增加為1.39億。

2021年12月底臺灣認知障礙人口共312,166人，占全國總人口1.34%。換言之，每74人中有1人患有認知障礙，占65歲以上人口的7.64%。

臺灣失智症協會依據國家發展委員會於2020年8月公告之2020至

2070年人口推估，2031年認知障礙人口將會接近46萬人，每100位臺灣人有2位認知障礙者；2041年認知障礙人口將逾66萬人，每100人有3位認知障礙者；依此類推每10年100人中會增加一位認知障礙者。

據美國國家老齡研究中心（National Institute on Aging），慢性疾病與不健康的生活方式會增加罹患認知障礙的風險，例如藥物濫用、糖尿病、高血壓、憂鬱症、HIV和抽菸。

儘管近年來醫學界對於年長者的認知障礙症治療與預防有顯著的進展，但至今仍無法根治。許多年長者因為認知功能退化失去自理能力，需要家人、親友，或醫療保健專業人員的照顧與護理。

阿茲海默症是最常見的認知障礙症

認知障礙或失智是一個通用術語，指的是大腦因物理和生理發生變化，嚴重到足以干擾日常生活的記憶力和喪失其他心智能力，種類繁多，大致可分為兩類：一、退化性認知障礙症，包括阿茲海默症、額顳葉型認知障礙症、路易氏體認知障礙症；二、血管性認知障礙症，通常是因為腦中風或腦血管病變，造成腦部血液循環不良、腦細胞死亡所造成。

阿茲海默症是最為常見的認知障礙，約占所有認知障礙病例的60~70%。早期症狀為記不住人名、東西放錯位置等。此病通常發生於65歲後，但發病年齡也可能會提早到30、40歲，女性發病率較高，雖然女性平均壽命較長是原因之一，但仍不清楚其原因。

阿茲海默症的患病率最高在西歐，緊接著是美國。根據阿茲海默症協會（Alzheimer's Association）估計，在美國65歲以上的成年人中，有多達500萬人，也就是每9名中就有1名（約11%）患有這種疾病。疾病預防與控制中心（CDC）的數據顯示，2014年，阿茲海默症導致

圖 4-2　正常的腦 vs 阿茲海默症的腦

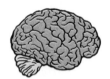
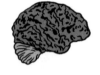
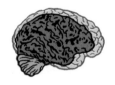

正常的腦　　　　阿茲海默症的腦　　將兩者擺在一起，
　　　　　　　　　　　　　　　　　阿茲海默症的腦
　　　　　　　　　　　　　　　　　明顯萎縮

資料來源：
Ren, R., Qi, J., Lin, S., Liu, X., Yin, P., Wang, Z., Tang, R., Wang, J., Huang, Q., Li, J., Xie, X., Hu, Y., Cui, S., Zhu, Y., Yu, X., Wang, P., Zhu, Y., Wang, Y., Huang, Y., Hu, Y., ... Wang, G. (2022). The China Alzheimer Report 2022. *General psychiatry, 35*(1), e100751.

65 歲以上 92,604 人死亡。但是由於診斷難度很大，因此很難確切知道有多少人患有這種慢性疾病。

　　2020 年中國人口普查，60 歲以上患有認知障礙者有 1,500 萬人（Ren, R. et al., 2022），其中阿茲海默症患者為 983 萬人。

　　阿茲海默症的成因至今尚未確定，科學研究指出可能是因為退化或基因異常，致使整個大腦神經細胞死亡和組織丟失，隨著時間的推移，大腦急劇萎縮，而影響其正常功能（參考圖 4-2）。

　　雖然目前尚無治癒認知障礙症的方法，但醫師可以藉由治療計畫和藥物來控制病情、延緩惡化。

健康飲食可以改善大腦健康

　　大腦是否能發揮正常功能與「神經遞質」息息相關，三個最主要的神經遞質為：乙醯膽鹼、多巴胺、羥色胺，這些存在於許多天然食物中。缺乏微量營養素，尤其是維生素B群，會對大腦的認知功能產生不良影響。三餐中加強大腦所需要的營養素，可以維持神經遞質的正常濃度，使認知功能的運轉更好，且能延緩腦體積量減少。

　　維護大腦的健康，重點是適量地攝取各種各類天然食物，而不是依賴合成的營養補充劑。服用維生素B群、抗氧化劑、膽鹼、ω-3脂肪酸、DHA或EPA等魚油的補充劑，是否可以提升記憶力，或減緩由於生理老化所導致的認知能力下降，至今研究證據仍然不足，甚至有研究顯示沒有效用。

　　表格4-1中的食物，可以同時提供這些益於腦部健康的營養素。

▌ 表 4-1 　**有益於大腦的 7 大類食物**

魚類	鮭魚、鯖魚、鮪魚。
穀類	全穀類、燕麥片、小麥胚芽。
漿果類	石榴、藍莓、紅莓、黑莓。
深綠色蔬菜	芥藍、羽衣甘藍、菠菜、花椰菜。
各種堅果	花生、種籽、核桃、葵花籽。
水果（尤其是橘橼類）	葡萄柚、檸檬、柑橘、萊姆等以及香蕉。
優質的植物性油脂	橄欖油、酪梨、亞麻籽。

麥得飲食（MIND）可延緩退化性認知障礙

　　歐美保健專家建議採用麥得（MIND）飲食來延緩阿茲海默症，「麥得飲食」合併了「得舒飲食」與「地中海飲食」，是一種有益於心臟血管的飲食法，能夠延緩神經退化性疾病，降低罹患阿茲海默症53%的風險。換言之，要延緩隨著老化可能發生的退化性認知障礙症，必須維持血壓、血脂、血膽固醇和血糖的正常。

　　麥得飲食雖說是種預防性飲食，但研究證實這種飲食型態，可以延緩退化性認知障礙。這絕不是一種獨特的食譜，而是一種健康飲食建議的大架構，其重點包括：

- 由有益心臟血管健康的「地中海飲食」和改善高血壓的「得舒飲食」兩者組成。
- 飲食中避免反式脂肪和減少飽和脂肪的攝取。
- 攝取足量的 ω-3 脂肪酸。
- 減少精製糖和澱粉的攝取，飲食中增加全穀類、根莖類、豆莢類，維持胰島素和血糖濃度正常。

　　年長者需要攝取豐富營養素，如果全穀類、根莖類、乳製品和蔬果攝取不夠，鎂、鋅、鉀、鈣等礦物質就容易攝取不足，身體的機能無法充分運作下，容易感到疲倦、焦躁。

　　攝取足夠的維生素E可以有效減緩阿茲海默症惡化，維生素E是種抗氧化劑，能夠維持神經系統正常運作，可從堅果、蔬果、深海魚類等食物中攝取。但每天服高劑量的維他命E補充劑是否安全，仍待進一步研究。

　　富含維生素B群的全穀類、豆類、蛋、奶類和深綠色蔬果，能維持神經系統傳導功能，攝取足量維生素B群，可預防年長者認知障礙、減少中風機會。

維護大腦健康的其他重要因素

睡眠、水分、運動、空氣，是食物之外非常重要的4個護腦要素，直接影響大腦健康。

睡眠對大腦健康尤其重要，身體在休息數小時，醒來之後，腦部開始指揮一天中所有的生理和心理活動。瑞典有研究指出，僅僅是一晚不睡，腦部會出現如遭撞擊受傷時產生的NSE及S-100β等有毒物質。此研究也佐證先前另一研究結果指出，睡眠不足易患阿茲海默症及帕金森氏症。因此，任何年齡層健康的首要條件就是避免熬夜，讓腦部有充分的休息時間。

睡醒之後，大腦開始活動的能量取決於早餐的質與量。三餐飲食中尤其是早餐，必須攝取富含維生素B群、抗氧化劑、膽鹼或ω-3脂肪酸豐富的天然食物（可參考表4-1，P.209）。

對腦部而言，水是另一個非常重要的養分，大腦含有75%的水分，飲水不足，一旦有脫水現象發生時，會直接影響大腦功能，並出現頭痛、頭暈甚至心跳加快等症狀。

運動是促進血液循環，將所需要的營養素及氧氣運送到腦部，使大腦功能更好的必備健康行為。

研究顯示，高度的空氣汙染會損害大腦，臺灣大學公衛學院一項研究發現，長期暴露於空氣懸浮微粒PM10和臭氧，較一般人增加約2~4倍的認知障礙風險。為了腦部健康，務必避免暴露在空氣汙染的環境中。

3

孤立與孤獨感

餐桌上是建立人與人關係最好的場所

　　許多獨居的年長者沒有足夠的機會與他人互動而感到孤獨，孤獨感可能削減年長者的自信心、降低生活品質，這也使得許多年長者更容易遭受詐欺和不當行銷。對於年長者而言，維持社交活動、與他人聯繫非常重要。

年長者獨自用餐的隱憂

　　年長者獨自用餐的原因除獨居之外，也可能因為身體上的限制不便外出，導致社交模式發生改變。獨自用餐，除了帶來心理上的孤獨感，也會對生理造成影響。

　　許多年長者昔日習慣為伴侶或家人做飯，且在進餐時交談；因此，獨自進餐時，通常不會像和家人或朋友一起用餐那般，攝取食材多樣化的均衡飲食。時常是有什麼就吃什麼隨便打發，也會一邊看電視一邊吃

飯，不在意自己吃了些什麼，只要填飽肚子就完事了。再加上隨著年紀增長，味覺可能不如以往，咀嚼和消化也可能有所困難，這都會造成年長者食慾不振，對吃失去興趣。

　　這樣的飲食行為對心理和生理都會帶來負面的影響，包括免疫力減弱、肌肉衰減和骨骼受損、體重減輕，進而增加跌倒與骨折的風險。另一個角度，也可能因為攝取不健康的食物，讓年長者體重增加，使得罹患高血壓和血清膽固醇異常的風險增加……如此產生一連串的負面影響。

共餐改善孤獨感

　　飲食不僅滿足生理需求，也是建立人與人之間關係的重要活動，因此不論在哪個年齡階段，都建議與家人或朋友共餐。尤其不要讓情緒低落的人、年長者、孩童、青少年單獨用餐。

　　一家人或與朋友共餐可以增進互動和凝聚力，親友之間的不定期相聚，也可以撫慰寂寞和進行情感交流。特別是自己親手製作餐點，透過料理將愛傳遞給親友們，有著療癒心靈的雙向正面作用。

飲食不僅供給身體能量，
更是生命中最美好的賦予

　　品嘗食物的酸、甜、苦、鹹和鮮味，是人一生中所被賦予最美好的禮物，食物不僅滿足生理需求、給予人體能量，更是構築心理健康的關鍵因素。即使病重的人，在腸道功能允許的範圍內，要盡可能給予可口美食，尤其是人生的最後一段路，即使只有一口，在精神層面仍極為重要。

飲食態度可以反映出一個人對自我的價值觀，愛自己、重視自己健康的最大重點，就是好好吃飯。人一生當中最美好的體驗是「吃」，然而大多數人並不知道該如何正確地吃。

懶得準備三餐，有什麼吃什麼，依賴高糖、高油和高鹽的外賣食物，甚至外賣食物分好幾餐食用。任由市場廣告掌控和誤導，吞服營養保健品、昂貴但來路不明的食補藥材。這些都是輕忽自己健康、不愛惜自己的錯誤行為。

好好吃飯其實並不困難，只要有心，每個人都有能力為自己、心愛的家人準備健康美味的三餐。在忙碌生活中要兼顧做飯，最重要的是準備工作。每週安排一段時間採買多樣、當季的新鮮食材，並且將採買回來的食材洗淨、分裝、切塊切絲備用。等到真的要煮時，將備好的香菇、豆干或肉絲，加上胡蘿蔔絲一起拌煮，就是一道菜。第二天同樣用香菇、豆干或肉絲，但改加入芹菜或筍絲，又是另一道美味的家常菜。

年長者獨自進餐的飲食重點

對於許多年長者，獨自進餐往往是不可避免的，應轉換心態，讓進餐變得是日常生活中很特別的時段，好好善待自己的方式，而不僅是例行常規。

也可以善用社會資源，民間基金會、社區合作推行「老人共餐」，邀請社區的年長者定期聚餐。透過共餐的形式，讓年長者走出家門，與鄰里其他年長者一起用餐、互相認識，降低孤獨感。對於行動不便的年長者，也可以申請送餐服務，讓送餐的人員，趁著送餐的機會與年長者互動，給予關懷。

準備年長者三餐的重點

- 減少鈉（鹽），攝取過量的鈉鹽會使血壓上升。

- 避免簡單精製的碳水化合物，例如採用精製糖、白米和白麵粉製成的食物。有些年長者會蒸一顆饅頭、或者煮一鍋清粥配醬菜，簡單打發一餐，這樣所能攝取到的營養素極度缺乏。

- 善用工具，使用電鍋或是燜燒鍋煮不易煮爛的食物，例如紅豆、綠豆。且不用擔心爐火安全。

- 採用蒸、煮、燙、燜的烹調方式，避免油炸、煎、烤。

- 使用健康油，採用橄欖油，避免豬油、奶油及椰子油。

- 減少方便或簡易食品例如泡麵，這些加工食品含有各種添加劑，且膳食纖維含量低。膳食纖維攝取量不足會導致便祕的健康問題。

- 選擇新鮮或冷凍的蔬菜，而不是罐頭，因為罐頭內層塗料有可能會汙染食品。

有限財務下如何吃得更健康

金錢無法買到快樂，但可以買到有益健康的食物

許多年長者得負擔治療慢性疾病的沉重醫療費用，多年累積下來可能導致入不敷出，生計出現困難，不得不省吃儉用過日子，進而引發許多潛在的身心和營養問題。年長婦女比起男性生活貧困的可能性略高，這一差距在80歲以上的族群中更普遍。單身年長者也更可能獨自一人生活，資源減少。種種因素帶來的財務壓力，勢必會壓縮飲食三餐的費用。

在有限財務下仍然可以吃得健康

「捨不得花錢」除了造成營養失調，也經常讓年長者在生活中失去尊嚴。首先要修正對健康價值觀的態度，絕對可以用最經濟實惠的方式，換得應有的營養和生理及心理的健康。

1. 養成良好的生活習慣

健康並非一蹴可幾，而是在日常養成好習慣，日積月累下的狀態。因此請儘早做自我保健的準備，作息規律、攝取正確的三餐、例行運動、做好壓力管理；如此就可以降低日後的醫療費用。一雙良好的運動鞋，比起營養保健品，對健康更有實質的益處。

2. 錢用在健康的刀口上

錢用在健康的刀口上，吃真正的食物，絕不是營養保健品，保健品不是食物。不少年長者省吃儉用，但花費在不需要的營養補充品上的比例極高。據統計，2019年臺灣保健營養食品產值就高達878億元。況且過多保健品好比在汽車油箱加入過量的機油，不僅會外溢，反而有害健康。事實上，過度服用保健品，最終只會使得排出體外的尿液及糞便極為昂貴。

3. 注重環境衛生

重視冰箱、廚房、用餐環境中的整潔和維護，冰箱不能永久保存食物，冰箱中的細菌也會汙染食物，適當的存放非常重要。再者，便宜的容器、餐具和鍋子，也可能會有重金屬或化學物質汙染的潛在風險，絕不可忽視。

經濟實惠、健康的飲食要點

1. 有計畫的採買

購物前務必清查已有的食材，並做採買計畫，僅購買在計畫內，有需要的食材。購買蔬菜水果的量以不超過3天為主，否則會造成無形中的浪費。可將舊的購物清單用磁鐵吸在冰箱門上，以方便決定新的購物清單。

2. 購買當季和當地的新鮮食材

當季和當地產的蔬菜、水果，營養價值較高，價格較合理。

3. 注意食品的保鮮期

冰箱用來冷藏或冷凍食物都有安全期，不是永遠保鮮。購買前請核對營養成分的標籤、保鮮期。避免保鮮期特別長的食品，保鮮期越長表示其中所含添加物較多。

4. 食材先分裝再冷凍

短時間無法用完的食材，在購買回來之後，先取出一次的使用分量，分裝再冷凍，尤其是肉類或海鮮，反覆常溫解凍容易滋生細菌，造成變質。

5. 減少調味醬的使用

調味越單純越好，僅酌量使用基本的調味品如食鹽、醬油、醋、胡椒和烹調用酒。烹調好之後可以加入檸檬汁增加風味。

6. 隔夜菜請在兩天內吃完

若要保留剩餘的飯菜，最好用透明玻璃或瓷容器盛裝，並放在冰箱內容易看到的地方，存放絕對不超過兩天，儘早食用完畢。

7. 使用優惠券或折價券

超商或者連鎖量販店經常會推出點數，或者各種優惠折價券，可依自己的需求適度使用，但絕對不要因為優惠而買了自己不需要的加工食品，尤其是即將過保鮮期的促銷食品。

8. 某些非季節性的蔬果可以採用冷凍食品

例如花椰菜、玉米、玉米筍、豌豆仁、胡蘿蔔、筍、藍莓、草莓、山藥、地瓜、芋頭等。其中某些冷凍蔬菜，例如花椰菜、胡蘿蔔在冷凍、解凍後質地較軟，更適合年長者食用，營養成分和新鮮的一樣。

經濟實惠的蛋白質食物

年長者的消化吸收率會隨著年齡增長而降低，需要攝取較多的蛋白質。想要吃得經濟實惠又健康，另一個明智的方法，就是採買價格便宜、但效率好的蛋白質食物。

依蛋白質生物價（BV）[1]或是蛋白質消化率校正胺基酸評分（PDCAAS）[2]，再加上同等量蛋白質所需的市售價格，可以選擇性價高的蛋白質食物。以下用表格（見下一頁，表4-2）呈現性價比。

依據表格，可以看出來自動物性蛋白質的生物價較植物性蛋白質來得好。一般來說，素食者的蛋白質來源主要是黃豆或麵筋製品。雖然黃豆製品價格較雞蛋、肉類便宜，但依整體經濟效益計算，不見得比吃動物性蛋白質划算。若要選擇植物性蛋白質，以未加工黃豆或加工較少的豆腐為首選，而不是豆干、干絲或是油豆腐等經過高度加工的製品，加工程度越多，吸收利用率越差。

牛奶雖含豐富且利用價值高的蛋白質，但也同時含有高量飽和脂肪酸。因此年長者飲用的牛奶最好選擇原味低脂或減脂的鮮奶，而不是全脂或添加風味的牛奶。

註釋

1　蛋白質體內利用率的比價性，也就是食物中蛋白質可以真正被人體有效吸收和利用的程度。當一種蛋白質其所含有的必需胺基酸比例適度時，被視為具有高生物價。反之，當某一種蛋白質所含的一種或多種胺基酸的比例不足時，則被視為低生物價。

2　蛋白質消化率校正胺基酸評分（PDCAAS: protein digestibility corrected amino acid score），是一種將人體對胺基酸的需求，加上其消化能力，來評估蛋白質品質的方法。

表 4-2 **各種食物的蛋白質生物價**

蛋白質食物	生物價	蛋白質消化率 校正胺基酸評分	含 25 公克蛋白質分量
全蛋	100	1	4 個蛋
牛奶	91	1	3 杯
乳清蛋白 （whey protein）	96	1	
酪蛋白 （casein 牛奶蛋白）	77	1	
牛肉	80	0.92	3 盎司約手掌般大小
魚肉	76		3 盎司約手掌般大小
優酪乳	68		2 杯
黃豆	74	0.91	3/4 杯
豆腐	64	0.56	1.5 杯
豆類	49~58	0.66~0.75	1~1.5 杯
麵筋	64	0.25	
花生	68	0.52	
杏仁果		0.39	3~4 盎司
全麥		0.42	

※：生物價數字越高越好，100 的食物可稱為「優質蛋白質」。

圖 4-3　目測食物分量

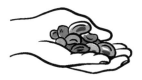

1把堅果大約1盎司

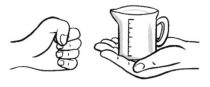

1杯的分量大約是1個拳頭大小

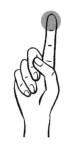

1茶匙的分量大約食指大小

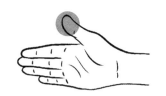

1湯匙=3茶匙 =拇指大小

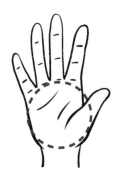

手掌大小的肉量大約3盎司

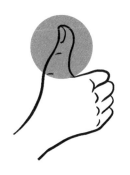

1盎司肉大約一整個拇指大小

結語

　　有尊嚴地活著、沒有遺憾和快快樂樂，這三點是年長者普遍對往後日子的期待。擁有健康的身體是達成這三個期待的先決條件，所謂的健康涵蓋「心理」和「生理」兩層面，而在這之前的大前提必須先尊重自己，進而好好「愛自己」，因為愛自己，才會願意花時間和心力攝取健康的食物，進行規律的運動，以及將時間留給自己，享受獨處。

　　健康是由三個部分所組成：正確的飲食、規律運動和正面心態，缺一不可，延緩老化更是如此。將錢花在食物和運動的刀口上，絕不是藥物、保健食品或偏方。

　　「生理」的健康來自日復一日正確的飲食，任何人在一生當中最美好的體驗和回憶是「吃」。

6 個正確飲食原則

(1) 盡可能僅攝取天然食物，減少加工食品。
(2) 天然食物種類越多越好，顏色越多越好。
(3) 精選熱量的來源，確保攝取足夠來自食物的蛋白質、抗氧化劑、膳食纖維、ω-3 脂肪酸和必需營養素。
(4) 遠離高果糖玉米糖漿、反式脂肪、人工甜味劑、人造奶油和任何人工添加劑。
(5) 健康營養的飲食來自自家廚房和雙手，外食和外賣絕無法取代。
(6) 細嚼慢嚥，品嘗食物的原味。

　　「心理」的健康和個人過往及現況之間的自我調適息息相關，包括人際關係、自我價值觀以及經濟能力。

6個健康思維

(1) 外表衰老的改變，並不代表得放棄內在年少活躍的靈魂。

(2) 心理健康才能獲得無價的生命品質。

(3) 自我價值觀來自自我肯定，絕非來自他人。

(4) 金錢雖無法買到快樂，但可以購買有益健康的食物。吃得正確更是心理健康不可缺的要素。

(5) 生活品質來自戶外的陽光，不是來自醫院的候診室和電視機前的藍光。

(6) 珍惜和享受自我獨處的時間，這是年長者特有的權益。

　　在這本書的最後，用這6+6的原則祝福每一位讀者，希望您在邁入人生第四階段，仍能動、能吃、能睡，創造多彩多姿的高品質生活。

　　少吃藥、少坐臥、少加工，打造健康的老後。共勉之！

care 系列 076

打造健康的老後：

少吃藥、少坐臥、少加工，65 歲後一定要知道的飲食生活觀念

作　　　者 — 白小良
主　　　編 — 尹蘊雯
責任編輯 — 王瓊苹
行銷企畫 — 吳美瑤
封面設計 — FE 設計
校　　　對 — 聞若婷
內頁排版 — 張靜怡
插　　　畫 — 黎宇珠

編輯總監 — 蘇清霖
董 事 長 — 趙政岷
出 版 者 — 時報文化出版企業股份有限公司
　　　　　108019 臺北市和平西路三段 240 號 3 樓
　　　　　發行專線 — (02) 2306-6842
　　　　　讀者服務專線 — 0800-231-705・(02) 2304-7103
　　　　　讀者服務傳真 — (02) 2304-6858
　　　　　郵撥 — 19344724 時報文化出版公司
　　　　　信箱 — 10899 臺北華江橋郵局第 99 信箱
時報悅讀網 — http://www.readingtimes.com.tw
電子郵件信箱 — newlife@readingtimes.com.tw
時報出版愛讀者粉絲團 — https://www.facebook.com/readingtimes.2
法律顧問 — 理律法律事務所　陳長文律師、李念祖律師
印　　　刷 — 絃億印刷有限公司
初版一刷 — 2023 年 6 月 9 日
定　　　價 — 新臺幣 420 元
（缺頁或破損的書，請寄回更換）

時報文化出版公司成立於 1975 年，
1999 年股票上櫃公開發行，2008 年脫離中時集團非屬旺中，
以「尊重智慧與創意的文化事業」為信念。

打造健康的老後：少吃藥、少坐臥、少加工，65 歲後
一定要知道的飲食生活觀念／白小良著. -- 初版. --
臺北市：時報文化出版企業股份有限公司, 2023.06
224 面；17×23 公分
ISBN 978-626-353-903-7（平裝）

1.CST：長生法　2.CST：健康法
3.CST：老年

411.18　　　　　　　　　　　　　　　112007875

ISBN 978-626-353-903-7
Printed in Taiwan